Dr Dominique Rueff

Oméga 3

Bien vivre et préserver sa santé

Préface de David Servan-Schreiber

jouvence
EDITIONS

Du même auteur

Aux Éditions Jouvence

- *La D.H.E.A. en pratique,* 2001
- *Hormones végétales, mode d'emploi,* 2000
- *Le régime paléolithique,* 2000
- *Vitamine C,* 2000
- *La bible anti-âge,* 1998 (en collaboration avec le Dr M. Nahon)
- *Hormones végétales naturelles,* 1997 (en collaboration avec le Dr M. Nahon)

Aux Éditions Destination Forme

- *Supplémentations nutritionnelles et affections neuropsychologiques, de la pollution à la fatigue,* 2003
- *Supplémentations pour la femme et l'enfant : quelques maladies féminines, grossesse et allaitement, prises de poids et obésités, pédiatrie,* 2003
- *La supplémentation nutritionnelle, comment, pourquoi ?,* 2002
- *Nutrition préventive et adjuvante des risques et affections cardiovasculaires,* 2002
- *Optimisez votre santé et votre vieillissement par la supplémentation nutritionnelle et botanique,* 2002
- *Supplémentations nutritionnelles et botaniques dans le cadre des allergies, des infections et candidoses du système digestif,* 2002
- *Les antioxydants en supplémentation nutritionnelle,* 2001
- *Maladies rhumatismales et articulaires,* 2001

Autres

- *La bible des vitamines et des supplémentations nutritionnelles* (nouvelle édition), Albin Michel, 2004
- *Forme et santé, médecine orthomoléculaire,* Éditions du Rocher, 1992
- *Thérèse ou l'amour médecin,* Éditions Jacques Ligier, 1992
- *Choisir la vie,* Éditions du Hameau, 1985

Couverture : Dynamic 19, Thonon-les-Bains (74)
Illustration de couverture : Jean Augagneur
Composition : Nelly Irniger, Fillinges (74)

ISBN 2-88353-407-1

SOMMAIRE

AVERTISSEMENT

Cet ouvrage a pour ambition :

- De vous aider à mieux mettre en pratique une prévention nutritionnelle ou adjuvante aux thérapeutiques classiques.
- De vous aider à mieux comprendre les conseils diététiques et nutritionnels ou les prescriptions de votre nutritionniste ou de votre médecin.
- Ce texte ne peut en aucun cas être considéré comme un substitut de consultation médicale ou comme une prescription, même nutritionnelle.

Toute personne réalisant qu'elle est susceptible de présenter un risque anormal ou une symptomatologie personnelle est donc invitée à consulter son médecin qui, seul, est habilité à lui délivrer des prescriptions et des conseils nutritionnels adaptés à son cas particulier.
L'auteur et l'éditeur déclinent toute responsabilité dépendant d'un usage de ces textes à des fins autres que celles énumérées ci-dessus.

LES ABRÉVIATIONS LES PLUS UTILISÉES

AA	acide arachidonique
AGPI	acide gras poly-insaturé
ALA	acide alpha-linolénique
DGLA	acide dihomo-gamma-linoléique
DHA	acide docosahexaénoïque
EPA	acide eicosapentaénoïque
GLA	acide gamma-linolénique
LA	acide linoléique

PRÉFACE

Quand j'étais étudiant en médecine à Paris, avant de partir en Amérique du Nord, un de mes maîtres avait écrit qu'il regrettait le temps où les maladies étaient simples, où elles se présentaient « en uniforme ». Il s'agissait des grandes maladies infectieuses: la tuberculose, la syphilis, la fièvre typhoïde ou la méningite. Elles étaient aiguës et claires. Une fois identifiées, elles se guérissaient vite. Aujourd'hui, disait-il, les maladies sont devenues chroniques et surtout insidieuses. Elles n'ont plus une cause unique, mais une multitude de causes. Et il n'y a plus un traitement, mais seulement de multiples tentatives pour réduire les symptômes. Ces maladies sont devenues les plus grandes causes de souffrance et de mortalité aujourd'hui. On les connaît bien: ce sont les allergies, la dépression, l'hypertension, le diabète, les maladies cardiovasculaires, le cancer, et ainsi de suite.

Mais il faut se souvenir qu'avant les découvertes de Pasteur et Lister, les maladies infectieuses – qui semblaient si simples à mon maître – étaient sans doute parfaitement mystérieuses aux médecins de l'époque. Avant la découverte des microbes, on ne comprenait pas d'où elles venaient et on était bien impuissant à les soigner. En découvrant le rôle des microbes, puis avec l'apparition, 60 ans plus tard, des antibiotiques, la médecine à fait le plus grand bond en avant de son histoire.

Il me semble qu'aujourd'hui, nous sommes à l'aube d'une révolution d'une ampleur comparable. Nous commençons à comprendre comment le contexte nutritionnel de l'être humain s'est complètement transformé dans la deuxième moitié du XXe siècle et a entraîné avec lui des conséquences très graves sur la santé de chacun d'entre nous. Et il semble que l'un des facteurs les plus graves et le plus clairement identifié soit l'augmentation considérable des acides gras oméga 6 dans le régime occidental et la réduction simultanée des acides gras oméga 3. Peut-être pour la première fois depuis l'avènement des antibiotiques, on constate un consensus entre les sciences fondamentales et les études cliniques de la médecine qui, toutes, impliquent ce déséquilibre pour expliquer l'épidémie des maladies chroniques qui nous affectent aujourd'hui. De la biochimie à la physiologie, aux études animales et jusqu'aux essais thérapeutiques chez l'homme, on constate la même chose : le déséquilibre oméga 6/oméga 3 cause des troubles graves tandis que sa correction rapproche les fonctions de l'organisme de la normale…

Dans ce livre, le Dr Dominique Rueff a réuni les informations essentielles sur les oméga 3. Son travail est à la fois clair, précis, solidement documenté et, surtout, extrêmement pratique pour que chacun puisse en tirer un bénéfice immédiat : ***la découverte d'une carence nutritionnelle insidieuse qui affecte toutes les sociétés occidentales et face à laquelle, armé de ces informations, chacun d'entre nous peut décider de se prendre en main.***

David Servan-Schreiber
Docteur en médecine, Docteur ès sciences
Professeur clinique de psychiatrie, Université de Pittsburgh
Chargé de cours, Faculté de médecine de Lyon

INTRODUCTION

Pourquoi ce livre et ce titre ?

Personnellement, je conseille des supplémentations diététiques (c'est-à-dire dans l'assiette) et, si besoin est, nutritionnelles – dont les oméga 3 – depuis une vingtaine d'années.

Y aurait-il aujourd'hui de nouvelles connaissances qui viendraient corroborer ce que beaucoup parmi les « précurseurs » pressentaient au début des années quatre-vingts ?

Je dois reconnaître qu'à cette époque, les prescriptions et conseils nutritionnels à propos des acides gras[1] en général – et des oméga 3 en particulier – étaient encore dans une certaine confusion : nous ne connaissions pas bien ni les rôles respectifs des oméga 3 ni ceux des autres acides gras, comme les oméga 6, et les conseils nutritionnels et/ou prescriptions médicales associaient l'huile de lin (oméga 3) avec l'huile de tournesol ou de carthame (oméga 6), ce que je ne conseillerais certainement plus aujourd'hui.

Nous ne connaissions pas non plus les véritables besoins de l'organisme et nous étions bien incapables de savoir quelles étaient les conséquences d'une non-satisfaction chronique de ces besoins.

Même si nous savions que les habitants du pôle nord, gros mangeurs de poissons gras, avaient moins de risques cardiovasculaires, nous ne savions pas transposer ces données dans nos populations occidentales !

Aujourd'hui, c'est tout le contraire et j'ai écrit ce livre sur la demande de Jacques Maire[2] pour vous convaincre que vous pouvez facilement modifier votre état de santé, (re)trouver rapidement la forme et ralentir le vieillissement grâce aux oméga 3, à condition de bien comprendre :

- qu'il ne s'agit pas seulement de prendre des pilules ou de capsules – cela serait un peu trop simple[3] – mais d'***un « mariage » : celui d'une modification nécessaire de vos habitudes alimentaires et d'une supplémentation ;***
- qu'à tout âge et, en tenant compte de vos antécédents personnels et familiaux, vous pourriez intervenir sur l'apparition « statistiquement programmée » de maladies aussi différentes que les affections cardiovasculaires, cérébrales, inflammatoires, rhumatismales, dermatologiques, psychiatriques et, probablement, de certains cancers…

Mais à l'heure où j'écris ces lignes, l'aventure des oméga 3 est loin d'être achevée. Des études et publications sont en cours qui permettront de préciser leurs domaines d'intervention, leurs meilleurs modes d'utilisation, leurs bénéfices et leurs risques.

En matière scientifique, rien n'est jamais achevé, tout est toujours en devenir et en évolution. Méfions-nous donc des affirmations trop péremptoires dont les origines sont, au mieux, la naïveté et le manque de connaissances scientifiques et, au pire, les intérêts mercantiles aux dépens de la santé.

Alors, les oméga 3 sont-ils une véritable potion magique universelle ?

Et suffit-il d'en prendre pour ne pas avoir besoin du médecin ?

Pas du tout ! C'est tout simplement la réalisation, le plus tôt possible dans votre vie, de mesures diététiques qui seront toujours, soit en amont, soit complémentaires des traitements médicaux, mais sans jamais – et bien au contraire – les contrarier. En amont, elles pourront retarder l'apparition de maladies et le besoin de médicaments ; en parallèle, elles pourront améliorer l'efficacité de ces médicaments.

C'est aussi simple que cela ! Encore faut-il bien comprendre ceci, et c'est ce que je souhaite vous permettre avec ce livre. Si vous n'y arrivez pas tout de suite, rassurez-vous : j'ai mis des années à le faire… Et j'espère que la lecture de ce livre vous aidera à en mettre beaucoup moins.

Pourquoi cette brusque et apparente « folie des oméga 3 » ?

Probablement à cause – du moins en France – du succès de librairie de *Guérir,* livre du Dr David Servan-Schreiber, édité en 2003 (cf. bibliographie) et il faut, bien entendu, lui rendre hommage.

On peut analyser ce succès de multiples façons, mais l'essentiel reste pour moi que ce livre invite le lecteur à une compréhension de sa santé et de sa destinée, à une prise en main de sa santé, *à une responsabilisation et une invitation à l'optimiser* par des moyens simples, accessibles et non toxiques.

Ce sont ces concepts que nous défendons depuis des années. Ce sont également ceux de nos éditeurs que nous tenons ici à remercier.

Comme David, nous pensons que le temps est venu d'une *« médecine qui respecte l'intégrité de l'individu et ses capacités d'autoguérison »* [4].

Il semble également normal de rendre ici hommage aux chercheurs, médecins, scientifiques et auteurs qui, depuis les années quatre-vingts, ont publié de nombreuses études et résultats mettant en valeur le rôle essentiel des acides gras oméga 3 dans des domaines aussi variés, mais reliés entre eux par la biochimie, que l'inflammation, les maladies cardiovasculaires, le cancer, les allergies, etc.

On ne peut donc traiter aujourd'hui un sujet aussi vaste et passionnant sans avoir de respectueuses et affectueuses pensées pour :

Le ***docteur Catherine Kousmine***, auteur de *Soyez bien dans votre assiette*, *Sauvez votre corps* (Robert Laffont), *La sclérose en plaques est guérissable* (Delachaux et Niestlé), que nous avons personnellement connue et appréciée.

Le ***professeur Jean-Marie Bourre,*** docteur ès sciences, docteur en médecine, membre de l'Académie nationale de Médecine, chercheur de l'INSERM, auteur de centaines de publications scientifiques et de livres (très abordables) publiés aux Éditons Odile Jacob (cf. bibliographie).

Le ***docteur Michel Odent,*** obstétricien de renommée internationale et responsable du Primal Health Research Center, un centre de recherches rassemblant les études mondiales faites sur la période primale, allant de la conception au premier anniversaire, et sur le rôle de l'alimentation – en particulier des oméga 3 – chez la mère et l'enfant.

Le ***professeur Pierre Moreau,*** docteur en pharmacie, ancien professeur à l'Université de Montpellier I. Il a joué un rôle particulier dans notre intérêt et notre compréhension personnelle des acides gras, dans les années quatre-vingts, et a publié, en 1993, *La micronutrition clinique en biologie et en pratique clinique* (Lavoisier).

Le ***docteur Michel Massol,*** auteur de livres sur la nutrithérapie (Presses Universitaires de France), professeur de chimie biomédicale à l'Université de Toulouse.

Le ***docteur Jean Seignalet,*** disparu le 13 juillet 2003, précurseur de la prise en main de la santé par la nutrition à travers les cinq éditions de son ouvrage, *L'alimentation ou la troisième médecine* (cf. bibliographie).

Bien entendu, cette liste n'est pas exhaustive, mais tous ces auteurs et chercheurs ont joué un rôle direct ou indirect sur notre propre pratique et connaissance. Vous pourrez retrouver leurs principaux ouvrages – du moins ceux qui sont encore disponibles – dans notre bibliographie.

Avant d'aller plus loin, voici quelques définitions de termes que vous retrouverez tout au long de ce livre.

Quelques définitions pour vous aider à comprendre sans effort

Si vous connaissez déjà tout cela, n'hésitez pas à sauter ces paragraphes, mais si vous voulez réviser un peu…

Lipides : appelés corps gras ou graisses, ils sont essentiels au bon fonctionnement de l'organisme. Ce sont les matières grasses contenues dans les aliments. On trouve des lipides dans les corps gras *d'origine animale* (beurre, lait, crème, fromage), dans les viandes et charcuteries (saucisson, rillettes, lard, langue, côte de bœuf), les poissons, et dans ceux *d'origine végétale* (huile, margarine).

Essentiel : une substance est essentielle quand l'organisme ne peut ni fonctionner sans elle ni la synthétiser. Il en est ainsi de certaines *vitamines* (rappelons que ce mot signifie étymologiquement *essentielle à la vie),* de certains *minéraux* ou *oligo-éléments,* de certains constituants des protéines appelés *acides aminés,* ou de certains constituants des lipides appelés *acides gras.*

ACIDES GRAS : les acides gras sont les plus petites unités composant les matières grasses ; ils sont les constituants des graisses fixées et circulant dans notre organisme.
Lors de la digestion des graisses, les acides gras sont séparés par les enzymes digestives (appelés *lipases*) et passent, sous forme libre, dans la circulation lymphatique, puis dans la circulation sanguine. Ils sont ensuite recombinés par l'organisme sous forme de :
- *triglycérides :* noyau glycérol avec trois acides gras (vous les retrouvez dans vos analyses de sang ; s'ils sont trop élevés, ils peuvent, avec d'autres facteurs, générer ou aggraver un risque cardiovasculaire) qui seront stockés dans les cellules musculaires en vue d'une utilisation future ;
- *phospholipides :* lipides complexes constituant les membranes cellulaires de l'organisme afin qu'elles puissent filtrer les différentes substances entrant et sortant des cellules.

Les acides gras jouent *trois grands rôles* dans l'organisme :
- *un rôle de structure* dans la constitution des membranes cellulaires et des tissus nerveux ;
- *un rôle énergétique,* puisqu'ils sont stockés pour être prêts à l'emploi en cas de besoin (activité musculaire...) ;
- *un rôle fonctionnel* par leur transformation en d'autres substances (acides gras à plus longue chaîne, leucotriènes, prostanoïdes...) que nos cellules emploient, entre autres, pour l'équilibre des systèmes hormonal et immunitaire, la régulation de la circulation sanguine, la gestion des phénomènes inflammatoires et allergiques...

Les trois grandes catégories d'acides gras

• *Les acides gras saturés :* on les trouve dans les produits d'origine animale : viandes et dérivés, produits laitiers (beurre, fromage). Nous en consommons beaucoup trop, ce qui est à l'origine de nombreuses maladies chroniques, comme le surpoids, l'inflammation, les allergies entre autres. Juste pour simplifier et sans faire de biochimie, ce sont des chaînes d'atomes de carbone sans aucune double liaison.

- *Les acides gras mono-insaturés:* ce sont essentiellement l'huile d'olive et l'acide oléique, l'avocat, le foie gras, le confit d'oie ou de canard. Tous ces aliments ont des vertus protectrices contre les maladies cardiovasculaires, ce que revendiquent d'ailleurs très bien les médecins du Sud-Ouest de la France. On les appelle mono-insaturés car ils comprennent une double liaison.
- *Les acides gras poly-insaturés:* ce sont essentiellement les huiles de poisson (règne animal) et les huiles de lin, de colza, de noix et de soja[5] (règne végétal). Ce sont eux qui diminuent les phénomènes inflammatoires et dégénératifs qui maintiennent l'élasticité de la peau et des artères. Ils protègent des maladies cardiovasculaires, de l'obésité, de dysfonctionnements musculaires, hormonaux, immunitaires, cérébraux… et, peut-être, de certains cancers, du moins de leur croissance. On les appelle *poly-insaturés* car leur chaîne d'atomes de carbone présente plusieurs doubles liaisons.

ACIDES GRAS OMÉGA 3: Ils participent à la synthèse de substances que l'on nomme *eicosanoïdes de série 3*. Ce sont justement elles qui vont complètement transformer votre vitalité et votre santé, mais également contribuer à la prévention de multiples affections liées à l'apparition et/ou à l'entretien de phénomènes inflammatoires: maladies cardiovasculaires, allergiques et même certains cancers ou affections liées au fonctionnement du cerveau. Tous les eicosanoïdes forment un groupe de substances (prostaglandines, thromboxanes et leucotriènes…) qui ont toutes des effets physiologiques importants.

Mais les eicosanoïdes de série 3 jouent un ou plusieurs rôles positifs dans l'organisme, tels que :

- régulation de la tension artérielle par modification de l'élasticité vasculaire,
- réactions immunitaires et anti-inflammatoires,
- modification des risques vasculaires par diminution de l'agrégation des plaquettes sanguines,
- amélioration de l'hydratation cutanée (facteur de ralentissement du vieillissement de la peau),
- diminution du taux de cholestérol et de triglycérides,
- augmentation de la sensibilité à l'insuline, donc aide à la régulation du poids et à la prévention du diabète de type II (diabète de la maturité), quand il y a un risque lié à la génétique ou à d'autres facteurs environnementaux ou nutritionnels.

Les principaux acides gras oméga 3 sont :

❐ ***L'acide alpha-linolénique (ALA)***

Dans la famille des oméga 3, ***seul l'acide alpha-linolénique est dit essentiel*** parce qu'il joue un rôle très important dans l'organisme, qui ne peut pas s'en passer car il ne sait pas le fabriquer. Chez l'homme, il est peu métabolisé en EPA et en DHA. Par contre, le poisson et certains animaux de consommation humaine le métabolisent mieux. Ceci justifie que l'on soit particulièrement attentif à la nutrition de ces animaux qui, à condition que leur alimentation soit enrichie en ALA, peuvent devenir des sources notables d'EPA et DHA.

On trouve l'ALA dans l'huile de périlla (60 à 65 %), de rose musquée (ou rosier muscat) du Chili (39,4 %), les graines et l'huile de lin (35 à 50 %), l'huile de cameline (35 %)[6] et de noix de Grenoble (12,7 %). Cependant, on ne trouve ces huiles que sous forme de complément alimentaire. Les

huiles de soja et de noix apportent également des quantités importantes d'oméga 6. Aujourd'hui, on tend à conseiller largement l'huile de colza ou de lin, mais nous y reviendrons plus loin.
Parmi les acides gras oméga 3, l'ALA et le DHA peuvent contribuer à protéger l'organisme du diabète non insulino-dépendant (DNID de type II) et plus précocement de la surcharge pondérale et de la résistance à l'insuline.

❐ *L'acide eicosapentaénoïque (EPA)*
Notre corps peut le synthétiser à partir de l'ALA, mais il peut aussi le puiser directement dans les aliments essentiellement d'origine marine, comme certains poissons gras (sardine, hareng, maquereau, saumon, thon). C'est en étudiant les populations qui consomment de grandes quantités de poissons (Inuits du Groenland et Japonais, par exemple) et en constatant qu'elles sont beaucoup moins sujettes aux maladies cardiovasculaires que l'on a commencé, dans les années quatre-vingts, à soupçonner leur rôle sur la santé.
L'EPA se transforme en eicosanoïdes de la série 3 (prostaglandines et leucotriènes), qui sont particulièrement anti-inflammatoires vis-à-vis :
- des artères et du cœur (maladies cardiovasculaires),
- de toutes les maladies liées à l'inflammation, comme les allergies, les douleurs inflammatoires, certains troubles psychiques dont la dépression, ou certains cancers…

C'est l'EPA qui, à travers la psychiatrie, est en train de renouveler l'intérêt général pour les oméga 3. Dans son best-seller *Guérir,* le psychiatre David Servan-Schreiber pose bien la question : « *La dépression serait-elle une maladie inflammatoire ?* »

❐ *L'acide docosahexaénoïque (DHA)*

C'est le dérivé « terminal » de la transformation des oméga 3 (sous réserve que toutes les enzymes concernées fonctionnent bien)[7]. On le trouve également dans les poissons gras cités ci-dessus. Il joue un rôle fondamental, surtout au début de la vie, dans le développement du cerveau et de la rétine, ainsi que dans la formation et la mobilité des spermatozoïdes (où le zinc est également très important).

Chez les bébés mammifères, un déficit en DHA entraînerait une diminution des facultés d'apprentissage et d'exploration ainsi qu'une baisse de la vision.

C'est le DHA qui semble le plus important au niveau du domaine cardiovasculaire car il diminue l'agrégation plaquettaire, responsable d'accidents coronariens, ainsi que la fibrillation ventriculaire, responsable de la mort subite lorsque ces accidents surviennent, par exemple au cours d'un infarctus du myocarde.

En fait, la consommation des Français en EPA/DHA est actuellement de 0,15 à 0,2 gramme par jour, ce qui représente environ le tiers des apports nutritionnels conseillés et ce qui explique les résultats obtenus par des modifications simples de régime et quelques supplémentations.

Indépendamment de ces chiffres, beaucoup de chercheurs en nutrition s'accordent à dire aujourd'hui que des doses très supérieures peuvent parfois être utilisées, surtout au début des supplémentations, pour réduire les symptômes liés au déséquilibre entre oméga 3 et oméga 6 (cf. chapitre suivant).

Les doses utiles raisonnables[8], adaptées à chaque situation particulière, pourraient se situer dans une fourchette de 1 à 2 grammes (EPA + DHA), ce qui correspond déjà de sept à dix fois la moyenne de ce que consomment les Français actuellement !

Nos besoins en oméga 3

L'Organisation mondiale de la Santé (OMS) a émis des recommandations concernant les apports nécessaires pour obtenir plusieurs des bienfaits attribués aux oméga 3.

- ALA: de 0,8 à 1,1 gramme/jour,
- EPA + DHA: de 0,3 à 0,5 gramme/jour.

ACIDES GRAS OMÉGA 6: Ils participent à l'élaboration d'acides gras hautement insaturés et d'eicosanoïdes de séries 1 et 2. Ces substances jouent également un rôle important au niveau du système nerveux, de l'équilibre cardiovasculaire, de l'immunité, de la cicatrisation et des réactions allergiques et inflammatoires.

Les principaux acides gras oméga 6 sont:

❒ *L'acide linoléique (LA)*

C'est le seul acide gras *essentiel* de la famille oméga 6, les autres acides gras pouvant être fabriqués par le corps à partir du LA.

L'acide linoléique est présent dans l'alimentation courante, en particulier dans les huiles végétales issues de l'agriculture biologique: carthame (72 %), tournesol (62 %), germe de blé (53 %), noix et soja (50 %). Reste à savoir si l'organisme est capable de puiser suffisamment dans ces sources végétales! Évidemment, ces huiles doivent être extraites par première pression à froid (à une température inférieure à 40° C), consommées crues et rapidement car elles s'oxydent, conservées à l'abri de la lumière et de la chaleur.

❒ *L'acide gamma-linolénique (GLA)*

Le corps le synthétise à partir du LA, mais plusieurs obstacles peuvent nuire à cette transformation biochimique:

l'excès de cholestérol ou de mauvais gras, l'alcool, le vieillissement et le diabète... On peut aussi le puiser directement dans l'huile de bourrache (24 %), l'huile d'onagre (9 %) et l'huile de cassis (18 %).

❒ *L'acide dihomo-gamma-linoléique (DGLA)*
C'est un dérivé du GLA. La seule source directe connue est le lait maternel. Sous l'action d'une enzyme, la delta-6-désaturase et en présence de zinc et de manganèse, il se transforme en eicosanoïdes de série 1, qui contribuent à la protection des artères et du cœur, stimulent l'immunité et ont des effets anti-inflammatoires.

❒ *L'acide arachidonique (AA)*
C'est un dérivé du DGLA. Le jaune d'œuf et les gras animaux en sont des sources directes. Parce qu'il contribue à la formation d'eicosanoïdes de série 2, l'AA assure la cicatrisation et la guérison des blessures et contribue à l'efficacité des défenses immunitaires. Cependant, un excès de ces eicosanoïdes peut induire ou aggraver des maladies inflammatoires, comme l'arthrite, l'eczéma, le psoriasis et beaucoup de maladies auto-immunes aussi variées que les maladies rhumatismales, digestives (colites) ou le diabète...

Nos besoins en oméga 6
En 1999, un atelier réunissant des experts du monde entier a fixé les apports suivants suffisants pour une alimentation fournissant 2000 kcal par jour :
- 4,44 grammes (2 % des kcal/jour),
- apport maximal suggéré : 6,67 grammes (3 % des kcal/jour).

Pourquoi la plupart d'entre nous consomment-ils trop d'oméga 6 ? Jusqu'en 1920 environ, la fabrication des huiles de consommation se faisait à petite échelle. Les huiles étaient pressées à froid et on les achetait en petites quantités, car elles ne se gardaient pas longtemps. En effet, les acides gras oméga 3 rancissent rapidement lorsqu'ils sont exposés à l'oxygène et à la lumière. Les impératifs de la production alimentaire de masse ont poussé l'industrie à privilégier les huiles les plus stables – donc les moins riches en oméga 3 – et à les raffiner[9], ce qui diminue encore un peu plus leur teneur en oméga 3. De plus, la consommation de poisson a diminué, celle des produits transformés riches en oméga 6 a augmenté et les techniques intensives d'agriculture et d'élevage ont réduit la teneur en oméga 3 de nombreux aliments : les légumes à feuilles vertes, les viandes, les œufs et même les poissons. De plus, nous mangeons seulement un tiers de ce que nos ancêtres consommaient en végétaux à feuilles vertes ; beaucoup ne consomment pas de poisson et les œufs et les viandes proviennent d'animaux dont la nourriture est déficitaire en oméga 3.

Donc, depuis les années soixante, du fait de l'industrialisation de l'alimentation, de la modification des habitudes alimentaires et de notre consommation quotidienne d'huiles de tournesol, carthame, maïs – prétendument bonnes pour la santé – notre régime actuel s'est de plus en plus chargé en oméga 6, ce qui explique probablement, en partie, la recrudescence des multiples maladies inflammatoires, allergiques et auto-immunes chroniques, comme le diabète, l'athérosclérose, certaines dépressions et… certains cancers.

Le rapport oméga 6/oméga 3 : clé de la santé au présent et en devenir

On estime en général que le rapport oméga 6/oméga 3 dans l'alimentation occidentale se situe entre 10 et 30 pour 1, alors qu'il devrait idéalement se situer au maximum à 5 pour 1, voire moins dans certaines situations et risques spécifiques.

Ce qui aggrave encore la situation, c'est que *l'excès d'oméga 6 empêche l'utilisation optimale des oméga 3 par l'organisme,* car ils se concurrencent.

De plus, le métabolisme physiologique des oméga 3 et 6 fait appel aux mêmes enzymes (delta-désaturases), vitamines (B3, B6, C et E) et minéraux (magnésium et zinc). Un apport excessif d'oméga 6 mobilise alors ces précieuses substances vitaminiques et minérales et empêche l'organisme de réaliser correctement le métabolisme des oméga 3.

Il est donc aussi important de réduire sa consommation d'oméga 6 que d'augmenter celle d'oméga 3, tout en assurant un apport optimum de vitamines B3, B6, C et E ainsi que de magnésium et de zinc.

C'est donc bien d'un rétablissement de l'équilibre et d'une supplémentation nutritionnelle globale qu'il s'agit.

Selon le Dr Jean-Luc Bréda, qui résume une table ronde sur le sujet au MEDEC 2 004 *(Quotidien du Médecin,* du 29 avril 2004) : *« Les populations occidentales ont un déficit en acides gras libres poly-insaturés, concernant essentiellement les acides gras alpha-linoléniques (oméga 3), avec un déséquilibre entre les oméga 6 et les oméga 3. Cette situation aurait une part de responsabilité dans le taux de mortalité cardiaque et pourrait être corrigée par une alimentation adaptée. Les mesures diététiques permettent de diminuer de 65 % la mortalité cardiaque chez les patients ayant présenté un infarctus du myocarde, particulièrement en diminuant le risque de mort subite. Tels sont les résultats de l'*Étude de Lyon[10] *obtenus après 27 mois d'un régime alimentaire de type méditerranéen… »*

Améliorer sa qualité de vie, sa forme, sa longévité et prévenir « simplement » un bon nombre d'affections chroniques modernes aussi différentes que les rhumatismes, les allergies, des maladies auto-immunes (le diabète) les maladies cardiovasculaires, certains cancers, certains troubles psychiatriques, l'éclampsie de la grossesse… c'est diminuer son rapport oméga 6/ oméga 3 au-dessous de 5 !

Le schéma ci-contre aide à mieux comprendre les risques d'une surconsommation d'acides gras oméga 6 associés à ceux d'une sous-consommation d'oméga 3… Il illustre exactement la situation métabolique de l'immense majorité d'entre nous.

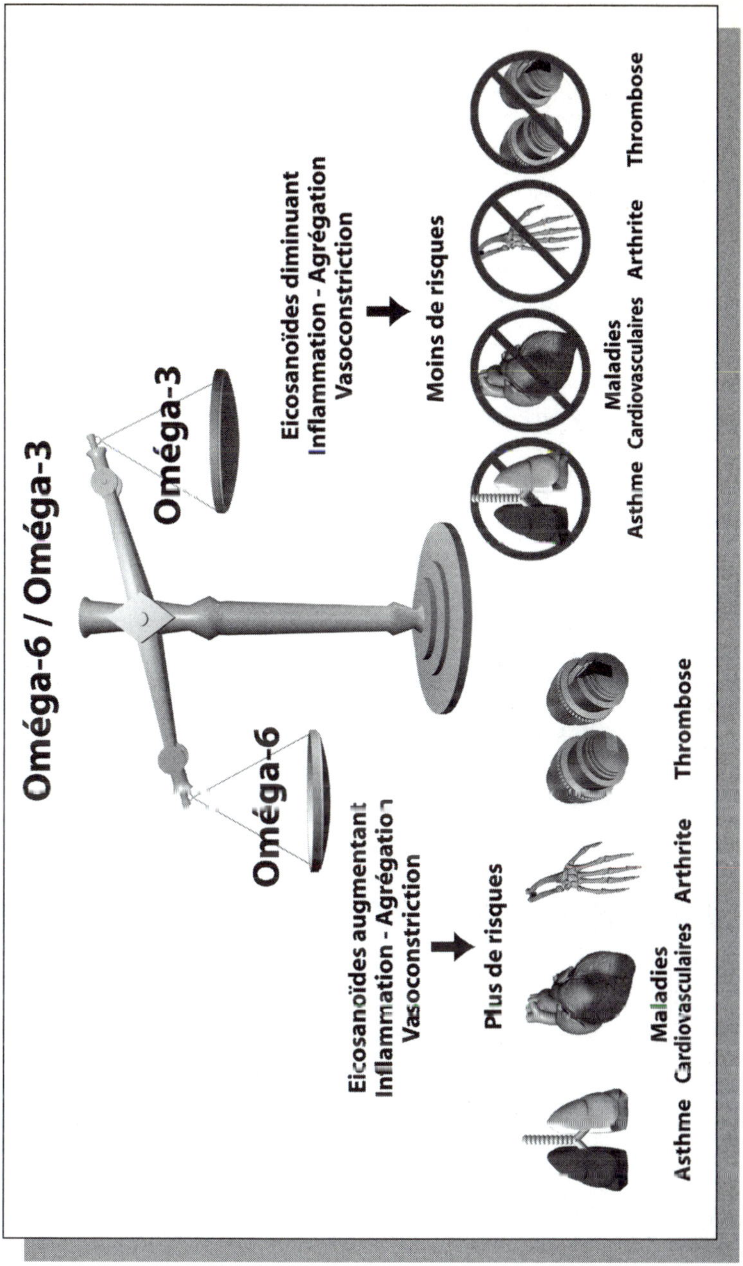
Oméga-6 / Oméga-3
Oméga-6
Oméga-3
Eicosanoïdes augmentant
Inflammation - Agrégation
Vasoconstriction
Plus de risques
Asthme
Maladies
Cardiovasculaires
Arthrite
Thrombose
Eicosanoïdes diminuant
Inflammation - Agrégation
Vasoconstriction
Moins de risques
Asthme
Maladies
Cardiovasculaires
Arthrite
Thrombose

Métabolisme des acides gras

Famille oméga 6	**Famille oméga 3**
Acide linoléique (LA) Essentiel car ne peut être produit par l'organisme. Sources : huiles végétales (carthame, tournesol), graines et noix.	*Acide alpha-linolénique (ALA)* Essentiel car ne peut être produit par l'organisme. Sources : légumes à feuilles vertes (pourpier), graines et huile de lin, huiles de colza et de noix.
↓	↓
Acide gamma-linolénique (GLA) Présent dans les huiles d'onagre et de bourrache et converti dans l'organisme, en présence de zinc, manganèse, vitamine B… par les désaturases et élongases en acide dihomo-gamma-linoléique (dont la seule source directe est le lait maternel).	*Acide eicosapentaénoïque (EPA)* Synthétisé à partir de ses précurseurs et converti par les désaturases et élongases, en présence de cofacteurs, comme le zinc, le magnésium, le manganèse, la vitamine B6… Sources : uniquement dans le règne marin (saumon, hareng, sardine, maquereau…)
↓	↓
Acide arachidonique (AA) Également présent dans la viande, les volailles, les produits laitiers et les œufs…	*Acide docosahexaénoïque (DHA)* Synthétisé à partir de ses précurseurs (ALA et EPA) ; on le trouve également dans les huiles de poisson.
↓	↓
Famille des eicosanoïdes oméga 6 PGI2, TXA2, LTB4 Plutôt agrégants et pro-inflammatoires.	***Famille des eicosanoïdes oméga 3*** PGI3, TXA2 et 3, LT4 Plutôt antiagrégants et anti-inflammatoires.

PGI = prostaglandines, médiateurs de l'inflammation
TX = thromboxanes, médiateurs de la coagulation
LTB = leucotriènes, médiateurs de l'allergie

Cela peut paraître tellement simple que l'on aurait envie de dire simpliste, mais c'est pourtant vrai ! Bien évidemment, d'autres mesures de prévention sont également conseillées :

- un équilibre nutritionnel,
- une supplémentation en nutriments et antioxydants,
- une abstention ou diminution des excitants, toxiques, tabac et alcool,
- un exercice régulier, la respiration, la relaxation…

Le tableau ci-dessous montre bien les différents rapports oméga 6/oméga 3, à la fois dans le temps (paléolithique, début et milieu du dernier siècle, aujourd'hui) et dans l'espace (Crète, Japon, Groenland).

Rapports oméga 6/oméga 3 dans l'alimentation de diverses populations

Valeurs conseillées	De 1 à 5
Valeurs occidentales moyennes aujourd'hui	50 à 15
Dans les régimes crétois[11]	5
Au Japon	3
Chez les Esquimaux	3
Dans le régime paléolithique[12]	1
Au début du XXe siècle	10
Dans la 2e moitié du XXe siècle	20

Quand on sait que ce sont les populations chez qui le rapport est le plus bas qui ont le moins de maladies liées à l'inflammation, le moins de cholestérol et, en l'absence d'autres facteurs déterminants, les meilleures courbes de survie (y compris nos lointains ancêtres du paléolithique), on peut méditer sur ce tableau… et facilement comprendre que désormais, le plus simple pour élaborer une diététique et *refaire* notre vie, c'est de penser « rapport oméga 6/oméga 3 » !

Et maintenant : comment diminuer ce fameux rapport ?

D'abord, choisissez les bonnes huiles !

Évitez à tout prix de ne consommer que des huiles riches en oméga 6, celles de pépins de raisin, de carthame, de maïs.

Si vous choisissez des huiles apportant de l'oméga 3, évitez celles qui contiennent trop d'oméga 6 ou pas assez d'oméga 3, comme l'huile de soja.

Le tableau ci-dessous vous aidera à composer votre « menu huile » : l'idéal est de consommer au moins ***deux cuillères à soupe d'huile de colza non raffinée, à part égale avec l'huile d'olive.***

Vous pouvez acheter en toute confiance de l'huile d'olive extra-vierge de n'importe quelle marque (après, c'est une question de goût), y compris au supermarché. Elle est moins fragile que l'huile de colza et doit simplement être conservée à l'abri de la lumière et légèrement au frais (sans la mettre au réfrigérateur).

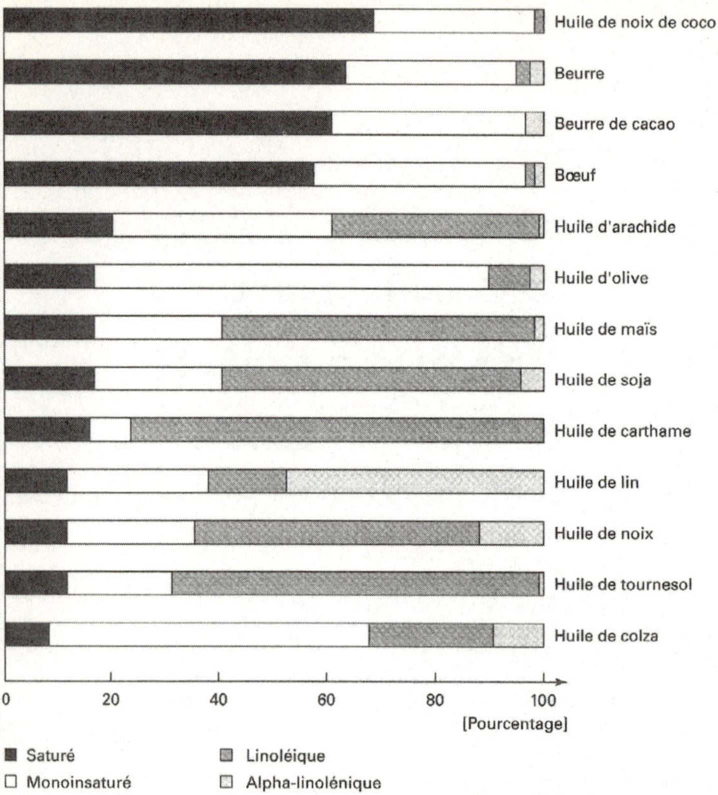

Dans ce tableau, il faut surtout prendre en considération le rapport oméga 6/oméga 3, c'est-à-dire le rapport linoléique/alpha-linolénique. Favorisez donc surtout l'huile de lin et l'huile de colza.

Le partenariat idéal : olive-colza

- L'huile d'olive apporte de l'acide oléique et du squalène[13] qui ont des propriétés spécifiques cardioprotectrices. N'oublions pas que dans les régimes crétois et méditerranéens, elle apporte 30 % des calories !

- Dans le cadre d'une alimentation équilibrée, l'huile d'olive contribue également à diminuer les taux de cholestérol total (CT) et de « mauvais » cholestérol (LDL athérogène) et à maintenir le taux de « bon » cholestérol (HDL).

- Pour beaucoup, l'huile d'olive a très bon goût et masque celui de l'huile de colza, qui n'a aucun goût.

- Le mélange huile d'olive/huile de colza est économiquement intéressant dans la mesure où l'huile de colza est beaucoup moins chère que l'huile d'olive.

Augmentez l'apport en huiles riches en oméga 3

L'*huile de colza*

En France, ce seront essentiellement l'huile de colza (de préférence non raffinée, en diététique, car elle apporte ainsi des antioxydants) et l'huile de noix, qui apportent (cf. tableau ci-contre) plus d'acide linoléique (oméga 6).

L'huile de colza est fragile et peut vite s'oxyder : il est bon de la conserver à l'abri de la lumière et au réfrigérateur. Si, pour des raisons d'économie, vous l'achetez raffinée et en grande surface, ce n'est certes pas un inconvénient majeur, mais vous vous priverez alors des antioxydants.

Contrairement à ce que l'on pense, l'huile de colza peut être utilisée pour la cuisson, à condition de ne pas la faire fumer – donc de ne pas dépasser 180° C.

Sachez qu'une cuillère à soupe d'huile de colza apporte environ 1,3 gramme d'acide alpha-linolénique (ALA), donc presque la moitié de la ration idéale en oméga 3.

L'*huile de lin*

D'autres pays, comme la Suisse, sont plus chanceux puisque l'huile de lin y est autorisée. Comme le montre le tableau (cf. page 34), c'est l'huile qui apporte le plus d'acide alpha-linolénique et le moins d'acide linoléique. De ce fait, c'est cette huile qui a le meilleur rapport oméga 6/oméga 3.

En France, les pouvoirs publics – qui prennent systématiquement le consommateur pour un irresponsable – craignent que l'on utilise cette huile, plus fragile à l'oxydation, pour les fritures et l'ont de ce fait interdite. À l'heure où j'écris ces lignes, on nous dit que cela pourrait changer !

Graines et oléagineux aux secours des huiles

Les *graines de lin*

Si l'huile de lin est interdite en France, nous avons quand même les graines de lin. Là, je vous entends dire : « Quelle horreur » ! Détrompez-vous : les graines de lin saupoudrées sur la salade, les crudités et les légumes verts ou ajoutées dans les yaourts n'ont aucun goût. Elles apportent cependant un petit aspect craquant qui n'est pas désagréable. Si vous ne les aimez pas, vous pouvez les broyer avec un moulin à café et les ajouter au pain et à d'autres préparations. Sachez qu'elles sont utilisées depuis très longtemps dans la nutrition humaine, puisque Hippocrate et Pline l'Ancien les citaient, ainsi que le Mahatma Gandhi : *« À chaque fois que les graines de lin entrent dans les habitudes alimentaires d'une population, son état de santé s'améliore. »*

Aux États-Unis et en France, la consommation de graines de lin est habituellement inexistante alors qu'en Allemagne, elle est plus substantielle.

Une cuillère à soupe de graines de lin par jour apporte environ 1,5 gramme d'acide alpha-linolénique.

Enfin, pour ceux qui se plaisent à dire que *« bien manger, ça coûte cher et que c'est donc réservé aux riches ! »*, sachez qu'un sachet de 500 grammes de graines de lin – qui durera plusieurs semaines – coûte en général moins de 5 euros !

Les noix et les amandes

Il vaut certainement mieux consommer des noix que de l'huile de noix. Les noix apportent moins d'oméga 6.

La noix fraîche est plus riche en eau que la sèche. Elle contient 51 % de lipides (contre 60 % quand elle est sèche). Les lipides sont composés en majeure partie d'acides gras poly-insaturés. Elle est également riche en protéines (11 %), en fibres (5,5 %), en sels minéraux de toutes sortes – surtout en magnésium (130 mg pour 100 g) – et en vitamines du groupe B. Mais attention, tout le monde sait ou devrait savoir que certaines personnes sont allergiques aux noix, qui peuvent déclencher des poussées d'aphtes.

En fonction de leur qualité et de leur grosseur, cinq à dix noix apportent de 1 à 1,5 g d'ALA (acide alpha-linolénique).

Les amandes apportent un peu d'ALA, mais beaucoup de magnésium, aliment antistress précieux pour le métabolisme enzymatique des acides gras. J'en conseille systématiquement quelques-unes, par exemple au petit-déjeuner. De même, selon ses goûts, on peut prendre quelques noix de cajou, des noisettes ou des pistaches, qui ont des propriétés semblables et apportent des fibres.

Augmentez votre consommation de produits de la mer riches en oméga 3

Éléments qui guideront probablement votre choix:

- vos goûts et menus,
- les prix,
- la disponibilité chez votre poissonnier…

…mais sachez que plus les poissons sont petits, c'est-à-dire au bas de la chaîne alimentaire, moins ils risquent d'être pollués par diverses substances plus ou moins toxiques[14] provenant de l'agriculture ou de l'industrie. Ce n'est pas une vue de l'esprit puisqu'on recommande[15] aux femmes enceintes de ne pas en abuser. Pour éviter certaines contaminations parasitaires, les femmes enceintes devraient également s'abstenir de manger du poisson cru.

Personnellement, je conseille de manger des sardines grillées au moins une fois par semaine. Elles sont très riches en oméga 3 et apportent également du calcium à l'organisme. Les vétérinaires les conseillent dans la nourriture des jeunes chiots pour redresser leurs oreilles. Si vous avez peur des odeurs, utilisez un gril qui a une plaque contenant de l'eau dans laquelle la graisse tombe. Même en appartement, vous n'aurez pas d'odeurs!

On peut aussi préparer d'excellents plats avec des filets d'anchois ou de hareng marinés, c'est-à-dire un peu cuits dans du citron. Puis on ajoute les huiles et les aromates. À consommer sans modération !

Le thon au naturel n'est en général pas très riche en oméga 3 ; évitez le thon à l'huile, sauf s'il est garanti à l'huile d'olive.

Ne boudez pas les fruits de mer quand vous êtes certain de leur qualité, ni même les crevettes, les langoustes, les homards et tous les crustacés qui, contrairement à une croyance trop répandue, n'auront pas d'effets négatifs sur votre cholestérol.

Où que vous habitiez, vous n'avez aucune excuse (sans parler des allergies ou intolérances et de vos goûts) pour ne pas consommer du poisson, car le poisson surgelé est en général d'excellente qualité. Congelé sur les lieux de pêche, il ne contient pas d'additifs (sulfites), qui sont interdits en France. De plus, les oméga 3 se conservent très bien à basse température. Donc, choisissez des produits de qualité, conservez-les et décongelez-les correctement, sans jamais les recongeler.

N'éliminez pas systématiquement les poissons d'élevage. Même si leur goût est en général moins savoureux, ils sont d'un bon rapport qualité/prix. Aujourd'hui et de plus en plus, ils sont nourris avec des aliments de qualité, ce qui implique que leur chair peut être aussi riche en oméga 3[16] que celle des poissons sauvages, avec des risques de pollution par les métaux lourds théoriquement diminués.

Enfin, n'ayez surtout plus peur des mots « poissons gras » : ce n'est pas le gras qui fait grossir, mais le mauvais gras, l'excès d'oméga 6 et surtout d'acides gras chauffés industriellement, dits « trans ». Évitez donc à tout prix :

- les préparations culinaires toutes faites, fraîches ou surgelées,
- les gâteaux à apéritif, biscuits secs, goûters,
- les croissants et viennoiseries,
- les préparations pour gâteaux, biscuits, tartes…

Teneur en oméga 3 des poissons et crustacés

(quantités en grammes pour 100 grammes)

Maquereau	***de 1 à 4,7***
Hareng	***de 1,2 à 4***
Saumon (Atlantique, élevage)	***de 1,8 à 2,6***
Sardine	***de 1,4 à 3,7***
Anchois, conservé dans de l'huile, égoutté	***de 1,4 à 1,7***
Truite (arc-en-ciel, élevage)	***de 1 à 1,5***
Morue charbonnière	***de 0,1 à 1,4***
Moule, bleue, cuisinée, à la vapeur	***0,7***
Huître cuisinée, chaleur sèche	***0,5***
Poissons plats (flets et soles), cuisinés, chaleur sèche	***0,4***
Flétan, Atlantique et Pacifique, cuisiné, chaleur sèche	***0,4***
Coquille Saint-Jacques, espèces diverses, cuisinée, chaleur sèche	***0,3***
Crevette, crabe, espèces diverses, cuisinée, à la vapeur	***0,3***
Haddock, cuisiné, chaleur sèche	***0,2***

(Sources : USDA Nutrient Database for Standard Reference et Laboratoire des Acides Gras, Unité Joseph Fourier, Grenoble, Dir. : Alain Favier)

Depuis des années, je ne cesse de répéter que les restaurants sont faits avant tout pour nourrir les restaurateurs, les cantines pour faire des économies et les plats industriels pour nourrir les industriels. Ne soyez ni dupe ni obsédé, mais réfléchissez toujours avant d'acheter ou de vous mettre à table.

Si vous voulez perdre du poids, modérez votre consommation de calories, réduisez vos portions, équilibrez vos apports nutritionnels et en oméga 6 ; éliminez totalement le *mauvais gras,* mais ne supprimez surtout pas le *bon gras,* l'oméga 3.

Usez et abusez de certains légumes

L'une des caractéristiques du « régime crétois » consiste à consommer du pourpier[17], soit directement, soit en cuisinant des escargots qui s'en sont nourris. Autrefois considéré comme une mauvaise herbe, on commence à le trouver sur les marchés et il est excellent en salade.

Essayez de manger systématiquement deux portions de légumes à feuilles vertes par repas, sans oublier les épinards en salade, la roquette, les salades mélangées de type mesclun, les brocolis, les pissenlits, les endives, le chou et le chou frisé, la mâche, le cresson et, bien entendu, le pourpier.

Pour les consommer à l'extérieur ou sur votre lieu de travail, préparez des salades composées en mélangeant avec du riz, des poissons ou des œufs, en rajoutant quelques noix pilées, de l'ail, de l'oignon, des graines de lin. Emportez à part, dans une petite bouteille, votre vinaigrette avec de l'huile mélangée (moitié olive, moitié colza), un bon vinaigre de vin ou de cidre et assaisonnez au dernier moment. Si vous consommez par la suite un bon yaourt de brebis et un fruit, vous aurez le « régime crétois » à domicile, hiver comme été !

Réhabilitez les légumineuses, même en été

Quoi de meilleur qu'une bonne salade bien assaisonnée de lentilles, de fèves ou encore de fèves de soja. En hiver, vous préférerez certainement les haricots secs, haricots rouges, pois chiches ou poix cassés.

Si vous avez peur des flatulences, choisissez ces légumes en conserve ou faites-les tremper une nuit avant de les cuire à feu doux.

Toutes ces légumineuses sont très riches en fibres, minéraux, nutriments de toutes sortes, mais c'est la fève de soja qui est la plus riche en acide gras oméga 3.

N'*oubliez pas les épices* !
Ail, oignon, thym, sarriette, origan, cumin, moutarde, fenouil, curry… sont autant de sources de nutriments, de fibres, de vitamines et d'antioxydants que de précieux amis de la gastronomie. Si vous ne les trouvez pas à l'état frais ou mieux encore sur votre balcon ou dans votre jardin, on en trouve d'excellente qualité en congélation.

Réduisez globalement votre ration d'oméga 6 !

Les oméga 6 se trouvent en quantités plus importantes dans certaines huiles ou viandes que dans les œufs ou les produits laitiers, ce qui ne signifie aucunement que ces derniers – notamment ceux issus du lait de vache – soient les seuls *aliments santé* ou *essentiels capables de maintenir vos apports en calcium,* comme on l'entend encore trop souvent.[18]

Si vous tenez absolument à consommer des produits laitiers, préférez le fromage de chèvre au fromage de vache et surtout au lait, sans dépasser 30 à 50 grammes trois fois par semaine.

Si vous devez utiliser du beurre, dans la cuisine ou de temps en temps par gourmandise, ne dépassez pas 15 grammes par jour (une petite plaquette). Abstenez-vous-en si vous avez déjà souffert d'un problème cardiovasculaire ou si vous avez trop de lipides (cholestérol, triglycérides) dans vos dernières analyses de sang.

Ne croyez pas vous faire du bien en remplaçant le beurre par de la margarine. Quelle qu'en soit la publicité, il n'existe pas de margarines que l'on puisse recommander : leur profil en acides gras n'est pas idéal et, de plus, ces acides gras risquent d'être hydrogénés, donc de type « trans »[19], et tout à fait néfastes pour la santé.

Contrairement à une croyance encore bien répandue, l'huile de foie de morue n'est pas spécialement riche en oméga 3 ; elle est par contre très riche en vitamine A.

Si vous consommez de la viande, choisissez de préférence des poulets *bio,* c'est-à-dire élevés au grain, ou des pintades qui refusent les nourritures industrielles. Dans tous les cas, enlevez le gras. Si vous consommez du bœuf, choisissez les parties les plus maigres : filet, faux filet, noix, rumsteak, aloyau, et si vous voulez du steak haché, demandez au boucher de vous le préparer *maigre*. Dans le porc, choisissez le filet mignon ou demandez des rôtis maigres. Enfin, sachez que le gigot d'agneau est moins gras que la côtelette et qu'en général, c'est l'agneau qui est la viande la plus riche en acide alpha-linolénique (oméga 3) surtout s'il est *bio.*

En pratique, on peut considérer que manger une portion de viande trois à quatre fois par semaine, un laitage tous les jours[20] (de préférence de chèvre et fermenté, de type yaourt) et quelques œufs biologiques et cuits sans graisses (à la coque, durs ou cocotte…) constitue un apport suffisant en acides gras oméga 6.

Si vous avez eu la patience de me lire jusqu'à ce point, alors vous connaissez déjà l'essentiel de ce que vous pouvez faire pour « refaire votre vie » et « maintenir ou remettre votre santé à flot ».

Aliments	Teneur en oméga 6 (en g/100 g)
Huile de pépins de raisin *Huile de tournesol* *Huile de noix* *Huile de maïs* *Huile de germes de blé* *Huile de soja*	*50 à 70 g*
Huile de sésame *Margarine au tournesol* *Margarine allégée*	*30 à 50 g*
Huile de colza *Huile d'arachide* *Huile de noisette* *Graisse de poulet*	*10 à 30 g*
Huile d'olive vierge *Œuf entier* *Beurre, produits laitiers* *Huile de foie de morue*	*1 à 10 g*

Source : AFSSA/CIQUAL

Quelques questions importantes

❒ *Pourrais-je faire des excès d'oméga 3 et quelles en seraient les conséquences ?*

Dans de multiples études, des doses bien plus considérables (en diététique et supplémentation) que celles que vous pourriez prendre ont été administrées, pendant des années, à tous les âges de la vie ainsi qu'à des femmes enceintes. Aucun effet négatif n'a jamais été observé.

Par contre, dans tous les cas, on a assisté à une réduction des états inflammatoires ainsi qu'à une normalisation des bilans lipidiques.

La seule chose importante à savoir, c'est que certaines personnes ne digèrent pas bien les huiles de poisson, probablement parce qu'elles ont une légère insuffisance biliaire ou qu'elles ont été opérées de la vésicule biliaire.

On peut leur proposer d'étaler l'huile sur une tranche de pain, à manger pendant le repas, mais cela n'est pas toujours efficace.

Il existe aussi en France une « spécialité nutritionnelle », le Molval® (commercialisé par le laboratoire Merck). Il s'agit du mélange d'un hydrolysat de protéine de poisson sauvage, le « Gabolysat PC 60 » et d'une huile riche en oméga 3. Le « Gabolysat PC 60 » est élaboré à partir de la lingue bleue appelée *molva molva,* qui vit en grandes profondeurs et est totalement exempt de pollution.

Dans notre expérience personnelle, cette préparation est dans tous les cas beaucoup plus digeste que les capsules d'huile de poisson.

Un autre effet secondaire est beaucoup moins ennuyeux : c'est l'accélération du transit, parfois jusqu'à la diarrhée. Beaucoup de gens ne s'en plaignent pas, bien au contraire. Dans ce cas, il suffit de réduire les doses

Par mesure de précaution, on recommande d'être prudent chez ***les allergiques et asthmatiques,*** ainsi que chez les personnes chez qui une diminution de la coagulation sanguine pourrait poser des problèmes : avant une opération chirurgicale (on arrête deux à trois jours), si on prend des anticoagulants, quelle que soit leur nature (y compris l'aspirine), en cas d'antécédents d'hémorragie, mais c'est plus une précaution « de principe » qu'autre chose.

Car l'AFSSA (Agence française de sécurité sanitaire des aliments) précise bien que si une action sur la coagulation a bien été observée, elle se produit *« sans qu'une influence substantielle sur le risque hémorragique n'ait été mise en évidence sur la population générale ».* L'agence ne préconise ainsi pas de limiter les apports en acide alpha-linolénique. En revanche, elle recommande une limite maximale de 2 grammes/jour en EPA et DHA, qu'elle définit comme un apport dit « raisonnable ».

❒ L'*augmentation des apports en oméga* 3 *fait-elle grossir* ?

Nous avons déjà répondu à cette question plus haut ! Ne confondons pas « bonnes » et « mauvaises » graisses. Si, à ration calorique égale, vous remplacez les mauvaises graisses par des bonnes, vous allez maigrir et, qui plus est, maigrir en forme ! N'oubliez pas que les oméga 3 améliorent le métabolisme des sucres et préviennent même l'apparition et l'évolution du diabète. Ils diminuent l'inflammation de l'organisme des obèses, qui sont de véritables *bombes inflammatoires,* notamment sur le plan cardiovasculaire.

Tout ceci n'est pas une raison pour ne pas rationner vos apports caloriques et ne pas faire régulièrement de l'exercice, si vous avez du poids à perdre.

❐ *Puis-je me carencer en oméga* 6 ?

C'est absolument impossible, car il vous faudrait alors ne consommer ni viande, ni céréales, ni laitages, ni œufs… Dans ce cas, ce n'est pas d'une carence en oméga 6 que vous souffrirez le plus !

❐ Si, *avec les mesures diététiques ci-dessus, je peux atteindre l'apport en acides gras oméga 3 conseillé, pourquoi alors prendre des suppléments* ?

Effectivement, si vous consommez du poisson gras environ un jour sur deux et, chaque jour, au moins une cuillère à soupe d'huile de colza, cinq à dix noix et une à deux cuillères à café de graines de lin, vous apporterez à votc organisme les deux grammes dont il a besoin pour *mieux fonctionner,* mais…

- Encore faut-il pouvoir le faire régulièrement, un nombre de jours significatifs dans l'année : ce n'est pas toujours facile en voyage, en vacances ou pour certains (représentants de commerce, élèves, étudiants et enseignants astreints à des repas de cantine, hommes d'affaires…).

- L'acide linolénique est un précurseur des EPA et DHA. Pour que tout se passe bien (pour que le précurseur se transforme donc en quantités significatives), il faut que les autres voies métaboliques fonctionnent correctement : la digestion des graisses avec les lipases pancréatiques, mais aussi toutes les enzymes nécessaires au métabolisme des acides gras (désaturases, élongases…) qui requièrent des minéraux comme le zinc, le manganèse, les vitamines B et le magnésium.
- En réalité, beaucoup de situations particulières pourraient nécessiter des apports un peu supérieurs. Dans ce cas, vous n'aurez pas d'autre recours que la supplémentation en capsules.

Quelles supplémentations en oméga 3 et combien ?

Dans une majorité de situations, on supplémentera avec un apport de 1000 mg par jour d'un mélange d'EPA et de DHA, en proportions variables.

Sur son site internet www.guerir.fr, David Servan-Schreiber fait une excellente synthèse du problème et publie un tableau comparatif sur les supplémentations en oméga 3.

Comme lui, nous vous proposons un certain nombre de critères pouvant vous aider à faire votre choix.

Toutes les capsules disponibles sur le marché affichent une ***concentration en EPA et en DHA.*** Le rapport moyen entre ces deux acides gras est d'environ 1,5. C'est également le rapport que l'on trouve, physiologiquement, dans la majorité des poissons des mers froides riches en EPA et DHA.

Comme le souligne David Servan-Schreiber, c'est probablement le rapport idéal pour une supplémentation à visée protectrice au niveau cardiovasculaire.

Par contre, certains cas exigeront *a priori* des supplémentations où le rapport EPA/DHA serait inversé, c'est-à-dire inférieur ou égal à 1. C'est le cas en pédiatrie et, en particulier, chez le très jeune enfant où le DHA a un effet structurel capital et, bien entendu, pendant la grossesse.

D'autres situations pourraient réclamer des apports plus élevés en EPA. Ce serait le cas de certaines dépressions. Il faudrait alors supplémenter avec des préparations où le rapport EPA/DHA serait supérieur à 5, en notant toutefois que l'on s'éloigne ainsi des concentrations rencontrées habituellement à l'état naturel.[21] C'est peut-être à cause de ce point que j'ai personnellement rencontré certaines intolérances cutanées, mais sans gravité.

- ***Premier critère de choix:***
  le rapport EPA/DHA en fonction de vos besoins

  La plupart des capsules contiennent 1 000 mg d'huile de poisson; certaines par contre entre 500 et 750 mg. Si elles sont plus concentrées et ne nécessitent pas un nombre plus important de capsules pour atteindre les quantités souhaitées, on pourrait les préférer:
  - si on cherche à limiter les apports caloriques,
  - si on ne digère pas bien les capsules de 1 000 mg.

- ***Deuxième critère de choix:***
  le poids et la taille de la capsule

  Certains fabricants vont clamer que leurs capsules sont meilleures parce que leurs choix des huiles et procédés de fabrication sont meilleurs. On connaît la chanson: c'est très difficile à vérifier en pratique…

- ***Troisième critère de choix:***
  toujours prendre la qualité proclamée avec circonspection

  Ce critère va finalement guider votre choix. Il sera une synthèse des deux premiers, en fonction du prix et de votre budget. Il sera bien évidemment modulé en fonction de la

confiance que vous accorderez à tel ou tel fabricant ou distributeur de compléments alimentaires. Pour simplifier, disons qu'en général, la supplémentation en capsules de 1 000 mg par jour ne devrait pas vous coûter beaucoup plus de 30 euros par mois.
Mais n'ayez crainte, si c'est trop cher pour votre budget, vous pourrez trouver moins cher en épluchant bien le tableau. Et puis, ne supplémenter qu'à 750 mg, ce n'est déjà pas mal pourvu que vous respectiez les règles diététiques que nous avons développées.

Que peut-on faire pour que ça fonctionne encore mieux ?

Vous devriez avoir déjà la réponse à cette très pertinente question.

❐ *Soignez votre pancréas pour améliorer la digestibilité des lipides* !

Le pancréas est ***un organe à sécrétion endocrine et exocrine***, c'est-à-dire qu'il fabrique des hormones déversées dans le sang (insuline) et des enzymes digestives déversées dans le duodénum qui serviront à la digestion, en particulier celle des graisses.
Les îlots de Langerhans, amas de cellules dispersés dans tout le pancréas, sécrètent surtout l'*insuline* produite par les cellules bêta, mais aussi le *glucagon*, la *somatostatine* et d'autres hormones produites par les cellules dites *non bêta*.
Normalement, les enzymes pancréatiques sont sécrétées en excès et la mauvaise digestion d'origine pancréatique ne survient que si plus de 90 % de la glande ont été détruits (par l'alcoolisme, par exemple).

Donc, si vos selles sont souvent grasses (si elles remontent à la surface de l'eau) :

- ne surchargez pas votre pancréas de graisses, surtout « trans » et oméga 6,
- n'abusez pas des sucres, du café et surtout de l'alcool,
- faites contrôler l'absence de calculs (lithiases) dans la vésicule biliaire ou dans les canaux intra-hépatiques si vous avez déjà été opéré de la vésicule,
- diminuez votre ration alimentaire globale et votre poids,
- orientez votre médecin vers des remèdes homéopathiques, comme *Iris versicolor, China, Lycopodium...*, sans oublier le complexe minéral zinc-nickel-cobalt, qui améliore bien le fonctionnement du pancréas exocrine.

Divers extraits pancréatiques sont disponibles chez votre pharmacien. Les prendre en début de repas peut considérablement soulager les insuffisances pancréatiques et leurs symptômes (sommeil après le repas, lourdeurs, ballonnements, selles grasses...). Certains préféreront des extraits végétaux composés de bromélase, d'extraits ou compléments alimentaires contenant de la luzerne (ou alfalfa ou *medicago sativa*), de la papaye ou quelques gouttes d'huile essentielle de lavande... On conseille également des compléments de chrome (100 à 200 mcg par jour), des extraits standardisés de curcuma (1000 à 2000 mg par jour).
Bref, ne négligez pas ce problème car en soignant votre pancréas exocrine, vous améliorerez la digestibilité et l'efficacité des bonnes graisses dont vous pourrez user.

❒ *Soyez attentif aux risques de déficiences, même minimes, en zinc*

L'excès d'apport en oméga 6, dont vous avez certainement « bénéficié » pendant de longues années, a pu mobiliser très fortement vos réserves de zinc.

Mais ce n'est probablement pas la seule raison de ces déficiences en zinc que l'on retrouve chez une multitude de personnes, car l'agriculture intensive, le raffinage des céréales, les préparations modernes introduisant de l'acide phytique dans nos aliments (qui contrarie l'absorption du zinc) ont créé les conditions d'une carence chronique aux conséquences importantes et encore mal connues.

Le stress, l'alcool, le vieillissement, les malabsorptions intestinales chroniques, les fortes transpirations pendant les périodes de chaleur ou chez les sportifs, l'usage de certains médicaments (corticoïdes) et l'intoxication chronique par des métaux lourds (plomb, cadmium, mercure) aggravent les conséquences d'une déficience chronique en augmentant nos besoins.

Car le zinc joue un rôle essentiel pour la synthèse et la réparation de notre ADN, de nos chromosomes. Selon certains, il intervient dans le fonctionnement d'environ 200 enzymes de notre organisme. Il est essentiel pour le psychisme et le moral, les réactions immunitaires et anti-allergiques, la peau, les cheveux, les ongles, l'odorat, le goût, la cicatrisation, la croissance, la prostate, la qualité du sperme et donc la fertilité, la minéralisation des os, l'équilibre hormonal. Il est encore plus essentiel pendant la grossesse où une déficience peut avoir des conséquences très importantes sur la santé de l'enfant à naître.

On le retrouve surtout dans les viandes, les poissons, les légumes secs et les céréales. Toutes les viandes n'ont pas la même teneur : les viandes rouges sont plus riches que les volailles et les viandes blanches. Les huîtres sont les aliments les plus riches en zinc et il y est particulièrement assimilable.

Le métabolisme du zinc est lui-même dépendant de celui des acides gras, qu'il influence à son tour, et d'autres éléments essentiels, comme ***les vitamines B, particulièrement la B6*** qui risque d'être fortement déficitaire chez toute personne prenant à long terme des hormones sexuelles, dont la pilule anticonceptionnelle.[22]

D'autres nutriments sont essentiels au bon métabolisme du zinc : la vitamine C, le manganèse, les vitamines antioxydantes en général, et particulièrement la vitamine E.

Mais l'examen du statut en vitamines C et E, vitamines antioxydantes, n'est pas courant. Il est fait par certains laboratoires spécialisés (cf. adresses en fin d'ouvrage), alors que le statut en zinc (de préférence le *zinc globulaire)* peut être fait par tout laboratoire et ne coûte qu'environ 25 euros (non remboursé). C'est un examen essentiel, véritable *marqueur d'une bonne nutrition* ou même *de vieillissement* et de *capacité immunitaire et réparatrice* de notre organisme.

❒ *Vérifiez biologiquement votre profil en acides gras et votre rapport oméga 6/oméga 3*

Certains laboratoires réalisent des bilans de statut vitaminique, de stress oxydatif et de statut en acides gras qui, bien entendu, peuvent être nécessaires pour confirmer un déséquilibre nutritionnel entre oméga 6 et oméga 3.

Pour connaître son statut réel en acides gras ou s'assurer à terme d'une bonne diététique et supplémentation, ***le statut biologique en acides gras*** est conseillé.

Cette analyse plasmatique déterminera les taux des différents acides gras accessibles et coûte de 85 à 95 euros, selon le type de technique et d'analyse utilisé (non remboursée).

Plusieurs laboratoires sont en mesure de la réaliser (cf. adresses en fin d'ouvrage).
En première intention, plutôt que de réaliser d'emblée ce type de profil, on peut faire le bilan de son alimentation habituelle, modifier sa diététique selon les propositions ci-dessus, adjoindre si besoin une supplémentation en capsules d'oméga 3, avec un éventuel apport en zinc et un complexe nutritionnel polyvitaminique et minéral.
Selon les résultats, après trois à quatre mois, on pourra, si besoin est, faire réaliser son statut biologique en oméga 3 :

- si les résultats ne sont pas ceux que l'on attendait,
- pour essayer de comprendre ce qui ne fonctionne pas dans la diététique et/ou la supplémentation.

Une autre technique consiste à analyser le profil des acides gras dans les phospholipides membranaires des globules rouges. Son avantage est d'inventorier la part cellulaire des acides gras en tenant compte de la durée de vie d'un globule rouge, sur une durée moyenne de 50 jours. Cette analyse a l'avantage de ne pas être influencée par des modifications récentes ou exceptionnelles de l'alimentation. Son inconvénient réside dans son coût élevé de 150 euros, qui est justifié par les techniques mises en œuvre.

❐ Et *si vous n'aimez vraiment pas ou ne supportez pas le poisson* ?

Nous en connaissons tous : allergiques ou intolérants, il n'y a rien à faire ! Ils dépistent immédiatement la pauvre crevette oubliée dans une sauce ou la moindre arrête dans une terrine…
Une bonne nouvelle : il existe un supplément disponible sur le marché français, que l'on nomme *DHA végétal*. Une

capsule[23] apporte 100 mg de DHA, dont l'origine est une micro-algue *(Crypthecodinium Cohnii).*

On peut donc supplémenter en DHA d'origine végétale avec un nombre équivalent de gélules. Par contre, il n'y a pas d'EPA car – à part celui que vous fabriquez si tout fonctionne bien ou celui que vous volez aux poissons – cet élément n'existe pas dans la nature.

❒ *Par précaution, augmentez votre ration en antioxydants*

Les acides gras oméga 3 comportent plusieurs doubles liaisons, ce qui, théoriquement, les rend plus fragiles à l'oxydation (n'achetez pas d'huiles rances). Bien que cela n'ait jamais été clairement démontré, on pourrait supposer qu'un régime riche en oméga 3 pourrait nécessiter une supplémentation en antioxydants.

Si vous pensez ne pas consommer suffisamment de ***fruits*** – myrtille, fraise, framboise, mûre… (fruits rouges), goyave, kiwi, papaye, orange, citron, mangue, clémentine, melon, abricot, kaki, papaye, fruit de la passion, pêche, cerise, clémentine, pastèque, abricot, pomme –, ou de légumes – persil, poivron, brocoli, chou-fleur, cresson, chou rouge, épinard, fenouil, pissenlit, carotte, fenouil, oseille, chou vert, potiron, tomate, épinard, échalote, pomme de terre, oignon… (liste non exhaustive) –, ou ne pas pouvoir vous rapprocher du plan d'alimentation ci-dessous, n'hésitez pas à prendre un complexe vitaminique antioxydant. Il en existe de nombreux sur le marché.

Pour vous guider, reportez-vous notamment à *Régime oméga 3, antioxydants* (cf. bibliographie) et à *Les antioxydants en supplémentation nutritionnelle* (cf. ouvrages du même auteur).

Plan nutritionnel pour réduire rapidement le rapport oméga 6/oméga 3

Alimentation hypotoxique, hypoallergique enrichie en oméga 3

- *Diminuer au maximum les céréales classiques, surtout les plus raffinées – blé, épeautre, pilpil, avoine, orge, millet, seigle, maïs, quinoa... – et tous leurs dérivés – flocons, farines, pâtisseries, pains et biscottes, croissants, brioches, viennoiseries..., à l'exception du riz, de préférence complet ou semi-complet. S'il n'y a pas d'intolérance ou d'excès de poids, on peut consommer des pâtes deux fois par semaine, en les préparant sans beurre, avec le mélange d'huiles, de la tomate ou du basilic (si besoin est, remplacer le parmesan par de la levure de bière).*
- *Diminuer au maximum le lait de vache et ses dérivés : laitages, yaourt laitier, petit suisse, crème, beurre (moins de 15 g/jour), fromage de vache (on autorise le fromage de chèvre ou de brebis 2 à 3 fois/semaine). Évitez le café, surtout préparé avec un filtre, qui est beaucoup plus gras que le café façon « expresso ».*
- *Utiliser les huiles de première pression à froid : jamais d'huile d'olive seule ni d'huile de tournesol, carthame..., mais mélanger : olive 50 %, colza 50 % (bio, si possible) : au moins 2 cuillères à soupe par jour. Pour cuire, si nécessaire, mais le moins possible : huile d'olive exclusivement et, en cas d'absolue nécessité, huile d'arachide (limitez les fritures au maximum).*
- *Plutôt que de boire de l'eau en bouteille, filtrez l'eau du robinet (chlore, bactéries, métaux lourds...) avec un filtre carbone spécial, type Doulton[24], à préférer aux osmoseurs inverses.*
- *Manger le plus possible cru ou le moins cuit possible, de préférence au « cuit-vapeur » ou à « l'omnicuiseur ».[25]*
- *Manger les protéines animales régulièrement, en privilégiant les poissons gras (au moins 3 à 4 fois/semaine), de préférence : sardines, maquereaux, harengs, filets d'anchois, morue, fruits de mer ; éviter le thon et limiter le saumon à 1 fois/semaine.*

- *N'hésitez pas à consommer des œufs d'origine fermière ou bio (4 par semaine au maximum si vous avez du cholestérol ou, dans le cas contraire, à volonté), en les préparant sans adjonction de beurre.*
- *Mangez de la viande plutôt d'origine bio : 3 à 4 fois/semaine, de préférence le midi, en évitant les morceaux gras et la peau des volailles.*
- *Mangez de bonnes portions de légumes verts variés, en quantités importantes à chaque repas (minimum 150 g/jour), sans oublier la roquette, les épinards, les choux, la mâche, le cresson, le brocoli, le pourpier..., ajoutez 1 à 2 cuillères à café de graines de lin dans l'assiette si vous ne l'avez pas fait dans votre yaourt.*
- *N'oubliez pas les légumineuses : pois, pois cassés, fèves, haricots secs, lentilles, graines de soja...*

À titre d'exemple :

- **Petit-déjeuner :** 1 ou 2 yaourts au lait de brebis ou de soja, avec ***2 cuillères à café de graines de lin,*** galette de riz, éventuellement 1 ou 2 œufs cuits sans graisse, 3 fois/semaine, 1 pomme bio avec la peau, banane, abricot ou quelques fruits rouges (privilégier fraises, framboises et myrtilles, confitures sans sucre), 5 à 6 noix décortiquées, quelques amandes, thé vert ou infusion de thym, de romarin. ***Évitez de prendre un jus de fruits le matin, mais plutôt à 17 heures.***
- **Déjeuner :** protéine animale – viande 2 fois, œufs à la coque bio 2 fois, poisson (des mers froides : sardines, maquereaux, harengs...) 3 fois – légumes cuits et crus, yaourt au lait de brebis ou au soja, de temps à autre un peu de fromage de chèvre, de fromage frais, 1 pomme ou 1 poire verte ***bio avec la peau*** (c'est dans la peau des pommes que l'on retrouve un flavonoïde très utile à la santé : la quercétine), des fruits de saison, en particulier les fruits rouges.
- **Dîner :** léger et végétal – soupe l'hiver, gaspacho l'été ; salade composée (niçoise sans maïs), avec riz, légumineuses, crudités, huile de colza et olive, noix, saumon à la vapeur ou anchois, harengs ou sardines grillées, œufs bio, ***2 cuillères à café de graines de lin,*** yaourt au lait de brebis ou fromage de chèvre ou soja, avec éventuellement quelques noix, 1 pomme ou 1 poire verte, ou des fruits rouges en été.

Problèmes de santé et rapport oméga 6/oméga 3

Règles générales de supplémentation en oméga 3

Dans un certain nombre de situations de prévention, de terrain ou d'accompagnement de pathologies, la diététique n'est pas suffisante pour obtenir une réponse et une amélioration rapides. On est donc contraint de supplémenter avec des capsules molles d'huiles de poisson. Il en existe maintenant de nombreuses sortes sur le marché que l'on peut se procurer soit en pharmacies, soit en magasins de diététique, soit en vente par correspondance classique ou par internet (voir liste sur le site www.guerir.fr, actualisée régulièrement).

La plupart des capsules apportent 1 000 mg d'huile de poisson et, en général, le rapport EPA/DHA est de 1,5, mais ce n'est pas une règle absolue.

Pour soulager, par exemple, plus rapidement des douleurs ou des inflammations, il ne faut pas avoir peur de conseiller en plus de la diététique des supplémentations de 500 à 1 000 mg par jour de DHA et 600 à 1 300 mg d'EPA, soit 4 à

8 capsules molles, dosées à 1 000 mg d'huile de poisson, apportant EPA et DHA dans un rapport moyen de 1,5 (soit environ, par capsule, 120 mg de DHA et 180 mg d'EPA).[26] *En cas d'intolérance à ce type de produit, on peut utiliser le même nombre de capsules Oméga 3 végétal ou de Molval®.*

Dans tous les cas, y compris pour les problèmes d'équilibre émotionnel ou de dépression, il faut bien savoir que la supplémentation en oméga 3 n'est pas un « traitement » au sens spécifique du terme, mais un accompagnement du traitement de base pour améliorer son efficacité ou le relayer.

En principe, cette supplémentation ne doit pas être mise en route indépendamment d'une modification des habitudes alimentaires, en respectant les règles que nous avons développées. Faute de quoi, on ne fera que surcharger l'organisme en oméga 3 sans diminuer de façon significative le rapport oméga 6/oméga 3.

Quelques cas particuliers

❒ *Allergies (cutanées, urticaires, eczémas...), allergies respiratoires, asthme, rhinites allergiques... et quasiment l'ensemble des maladies auto-immunes (arthrite, thyroïdite, maladie de Crohn ou rectocolite hémorragique, psoriasis...)*

La réduction du rapport oméga 6/oméga 3 est bénéfique dans toutes ces pathologies. Elle doit être aussi drastique que possible et peut rapidement améliorer les symptômes. La nutrition doit être *hypotoxique* et se rapprocher de ce que l'on nomme habituellement le *régime Seignalet*[27] ou du plan nutritionnel ci-dessus (cf. page 57). Une telle diététique hypoallergique et hypotoxique est souvent suffisante pour améliorer l'ensemble des pathologies allergiques et auto-immunes, mais en cas de résultat insuffisant, on peut être conduit à rechercher précisément les allergies et/ou intolérances immunitaires.[28]

Autres supplémentations à mettre éventuellement en œuvre dans les allergies :

- **Quercétine,** 500 à 1 500 mg par jour, un flavonoïde[29] très utile dans les rhinites allergiques. On le trouve seul ou associé dans des *vitamines C complexes, action prolongée avec des bioflavonoïdes.*
- **La vitamine C,** même sans flavonoïdes (il vaut mieux la prendre associée aux flavonoïdes sous forme retard dite AP pour action prolongée), a déjà en soi des propriétés anti-allergiques.
- **Le zinc** est essentiel comme adjuvant au traitement de pratiquement toutes les allergies et comme préventif contre l'allergie et le vieillissement. Il ne faut pas avoir peur de prendre, sur de courtes périodes, des doses de 25 à 50 mg de *zinc élément* (des doses de 20 à 30 mg sont souvent employées outre-atlantique pour contribuer au traitement de fond des allergies). Le zinc ne provoque pas d'effets secondaires, hormis des nausées dues à l'absorption de certains sels. À terme, il est bon de contrôler les taux de zinc (sang total ou globule rouge) et du cuivre plasmatique (antagoniste du zinc) afin d'adapter les prescriptions.
- **Le manganèse,** qui est souvent associé au zinc, se trouve fréquemment en état de carence ou déficience chez un grand nombre d'allergiques. Il a également une action antiradicalaire (1 à 5 mg/jour).
- **Le calcium** a un effet antihistaminique propre et neurorégulateur. La plupart des allergiques sont améliorées par la prise quotidienne de 500 à 1 000 mg de calcium.

- **La vitamine B6** (pyridoxine) – 25-50 mg/jour – est un cofacteur du zinc. Elle intervient dans le fonctionnement de la delta-6- désaturase et est anti-inflammatoire et antihistaminique.
- Dans certains cas d'allergies, en particulier cutanées, (eczémas…), on aura un résultat plus rapide **en associant aux capsules d'oméga 3 des capsules d'huile d'onagre** (qui apportent de l'acide dihomo-gamma-linoléique) **ou de bourrache** (500 à 2000 mg/jour).[30]

❒ *Alzheimer et autres démences cérébrales, troubles de l'apprentissage, de la concentration et de la mémoire*

N'oubliez pas que notre cerveau est notre organe le plus gras : il contient 60 % de lipides. Depuis des années, je répète à mes patients que *le bon fonctionnement de leur cerveau est directement dépendant de la qualité des graisses qu'ils mangent !*

Quelles que soient ses autres composantes, la maladie d'Alzheimer est bien une maladie de type *inflammatoire,* puisque certains symptômes peuvent être améliorés par des anti-inflammatoires et que l'on trouve de nombreux médiateurs de l'inflammation dans les lésions.

Une étude[31] réalisée en 1997, sur 900 personnes, a bien démontré :

- que les sujets qui suivent les régimes les plus riches en oméga 6 (acide linoléique) ont plus de chance de devenir séniles ;
- que ceux qui mangent le plus de poisson ont les meilleures facultés mentales.

❒ *Une étude récente confirme le caractère inflammatoire de la dégénérescence cérébrale*

L'Inde est l'une des régions du monde où la prévalence de la maladie d'Alzheimer est la plus basse. Le curcuma, qui est largement utilisé dans la cuisine indienne, pourrait expliquer ce phénomène.
Sheril Daniel et coll.[32] montrent chez des rats que la ***curcumine*** (qui donne sa couleur au curry) protège le cerveau contre une peroxydation lipidique induite par des métaux toxiques (plomb, mercure et cadmium), avec une réduction significative des dommages neuronaux. Les auteurs concluent que la curcumine a un potentiel chélateur vis-à-vis des métaux et pourrait réduire leur neurotoxicité.

Parmi les autres nutriments *utiles* pour le fonctionnement correct du cerveau et étudiés pour la prévention des troubles cognitifs, vous devez connaître :

- le *ginkgo biloba,* très étudié en Allemagne où son efficacité sur certains troubles cognitifs a été démontrée,
- la *L-Carnitine, l'huperzine, la choline et ses dérivés* (posphatidyl choline et l'alpha-glyceryl-phosphorylcholine), *la phosphatidylsérine et la galantamine.*[33]

C'est bien l'acide gras DHA qui est *structurellement* le plus important pour le développement du cerveau de l'enfant et le fonctionnement du cerveau adulte (nous reviendrons sur cette question à propos de la grossesse et de l'allaitement). On peut donc supplémenter en *DHA végétal* et en capsules dosées en EPA et DHA, avec, si possible, une dominance en DHA (EPA/DHA <1).

❐ *Cancers*

Dans la genèse d'un cancer, il y a deux phénomènes : *l'initiation et la promotion.*

Au tout début, c'est l'initiation, le moment où un gène se dérègle et où va se fabriquer la première cellule cancéreuse. Il est probable que nous tous, nous initions un certain nombre de cancers dans notre vie, tous les jours, dans tous les pays… Cela n'est pas très important puisque ces cellules sont traquées par notre système de défense et impitoyablement détruites pendant que nos gênes et chromosomes sont réparés.

Pour qu'un cancer devienne *palpable* ou *visible,* il faut que la promotion de ces premières cellules puisse avoir lieu pendant de longues périodes. De plus, il faut qu'elles se trouvent dans un climat favorable permettant leur développement, leur éclosion et leur dissémination.

C'est justement ce *climat favorable* que créent :

- l'inflammation chronique,
- la déficience en nutriments antioxydants, comme certaines vitamines (vitamines C, E et carotène…) ou certains nutriments, comme le sélénium ou le zinc,
- l'augmentation croissante du rapport oméga 6/oméga 3, et donc la déficience en oméga 3.

Dans tous les cas – et toutes les grandes études épidémiologiques le confirment, dont la célèbre *Étude de Lyon*[34] – les *régimes de type méditerranéen ou crétois* génèrent moins de cancers que les *régimes classiques occidentalisés.*

Plusieurs types de cancers semblent concernés : le cancer du sein, celui de la prostate et celui du côlon.

Plusieurs études semblent indiquer qu'une diététique globale, du type de celle développée ci-dessus, enrichit l'organisme en substances antioxydantes (comme les vitamines C, E, carotène, lycopène ou sélénium), en substances naturelles anti-inflammatoires (comme le flavonoïde *quercétine* ou la *curcumine*), en substances hormonorégulatrices *(daidzéine)* dont la plupart sont extraites du soja, et diminue le rapport oméga 6/oméga 3 en appauvrissant la ration en oméga 6 tout en augmentant l'apport en oméga 3. Ainsi, elle pourrait également empêcher les hommes porteurs de *microcancers* dans la prostate de le développer. Or, ces hommes sont aujourd'hui nombreux ; ce sont souvent des sédentaires, fumeurs, stressés aimant bien la « bonne chair » bien arrosée... Quand on connaît les risques et la gravité de ces cancers chez des hommes relativement jeunes, cela vaut bien la peine de les inciter à faire un effort dans ce sens, même s'il reste encore beaucoup de choses à évaluer et à prouver.

D'autres études portent sur l'effet adjuvant des oméga 3 dans le cadre de traitements chimio- ou radiothérapiques. Ces études[35], confirmées par Philippe Bougnoux, directeur de l'équipe INSERM (Tours), « Nutrition, croissance et cancer », montrent que la supplémentation en acides gras poly-insaturés augmente chez le rat la sensibilité au traitement par radiothérapie des tumeurs mammaires. Il apparaît en effet qu'un régime enrichi en acides gras poly-insaturés oméga 3 est corrélé avec une régression de 60 % de la taille des tumeurs douze jours après le début de la radiothérapie, contre 31 % de diminution dans le groupe témoin.

Ces résultats sont publiés dans l'*International Journal of Cancer*. Des études humaines seront très rapidement mises en route. Un essai clinique de phase II (essai d'efficacité thérapeutique et recherche de doses optimales pour l'étude d'un nouveau médicament), sur l'homme, portant sur l'évaluation de la radiosensibilisation d'un type particulier (adénocarcinome) de cancer du rectum – avec une supplémentation nutritionnelle ciblée en DHA – est en cours.

50 patients atteints de cancer du rectum sont concernés. Les premiers résultats sont attendus en 2005.

❒ *Cardiologie, circulation sanguine, risque cardiovasculaire, risque d'accident cérébral*

C'est bien avec l'option *cardiovasculaire* que les oméga 3 se sont fait connaître du corps médical et du public, par la mise sur le marché du *Maxepa*®, au début des années quatre-vingts. Il s'agit d'une capsule d'huile de poisson contenant des acides gras EPA/DHA, avec un rapport d'environ 1,5. L'autorisation de mise sur le marché (AMM) de cette spécialité insiste particulièrement sur l'effet de réduction des triglycérides. Citons le dictionnaire *Vidal* des médicaments : « *Les essais cliniques ont démontré que Maxepa, en prises quotidiennes, réduisait significativement les concentrations plasmatiques des triglycérides. Lorsque l'on observe une réduction associée du taux de cholestérol plasmatique, il existe une augmentation parallèle de cholestérol HDL. L'effet hypolipémiant se maintient lors des traitements prolongés (2 ans ou plus) et est réversible, en une à quatre semaines, à l'arrêt du traitement.* »

Nous savons maintenant que cet effet *hypotriglycéridémiant* n'est qu'un aspect partiel de l'intérêt en prévention cardiovasculaire de la supplémentation en capsules d'huiles de poisson. L'effet *anti-athérogène*[36], lié à la réduction des triglycérides, est amplifié par des effets à la fois sur la paroi vasculaire et les globules rouges. En diminuant les phénomènes inflammatoires et, par conséquence, de rigidification tant au plan du contenant (les parois) que du contenu (les globules rouges), la modification du rapport oméga 6/oméga 3 diminuera le risque de formation de plaques athéromateuses, donc de thromboses, puis d'infarctus, c'est-à-dire de lésion tissulaire autour de la zone thrombosée.

Il est essentiel de bien comprendre *la prévention vasculaire dans sa globalité nutritionnelle* et que la probabilité des *effets combinés* est supérieure à celle des différents effets pris isolément. Dans une étude[37] récemment publiée sur le régime méditerranéen, les auteurs soulignent le fait *« qu'il est probable que c'est bien l'ensemble des différents éléments du régime* (entre autres: oméga 3, huile d'olive et antioxydants des fruits et des légumes – NdA) *qui le rende aussi favorable à la bonne santé. »*

Nous savons aujourd'hui que tous les acteurs de ce triste scénario, qui conduit à l'accident vasculaire cérébral et qui peut mener au décès où à l'impotence, agissent les uns après les autres ou les uns avec les autres. Mais quand le rideau est tombé, c'est beaucoup trop tard: le drame est joué, on applaudit ou on pleure…

Trois acteurs suffisent à déclencher le drame:

1er acteur: le cholestérol (et les triglycérides)

À l'inverse de ce que nous enseignaient nos pairs il y a moins de dix ans, de grandes études épidémiologiques ont démontré que nous avions tous intérêt – quel que soit notre âge – à avoir un cholestérol total peu supérieur à 2 grammes par litre de sang, et un cholestérol LDL (le mauvais) peu supérieur à 1 gramme. Il ne s'agit pas là de réduire abusivement, à tout prix, le cholestérol de chacun, mais d'adapter la rigueur de son intervention aux autres paramètres de risques (par exemple, les antécédents personnels et/ou familiaux, le surpoids, le tabac, l'hypertension artérielle, etc.). Pour cela, nous disposons des médicaments que le médecin peut nous prescrire, mais leurs effets peuvent être *amplifiés* par des compléments nutritionnels simples:

- Le ***policosanol,*** un extrait de canne à sucre que l'on utilise à la dose de 10 à 40 mg par jour et qui peut parfois être aussi efficace que certains médicaments, sans présenter un quelconque effet secondaire.
- L'***acide nicotinique, la vitamine B3 ou niacine,*** qui sont à la *frontière* entre le supplément et le médicament, seront d'autant plus efficaces et tolérés qu'ils seront présentés sous forme retard (pour la niacine : inositol hexanicotinate), de 500 à 1 500 mg par jour.
- La ***choline,*** en particulier la ***phosphatidylcholine,*** que l'on trouve facilement en capsules ou granulés que l'on peut, comme les graines de lin, ajouter à son alimentation. Une capsule molle de lécithine de soja apporte 170 mg de phosphatidylcholine ; on en préconise 2 à 4 par jour pour améliorer la qualité de nos membranes cellulaires, le transport des graisses et le métabolisme du cholestérol.

2e acteur « indispensable » : l'oxydation du cholestérol,
plus particulièrement celle du mauvais cholestérol, le LDL

Si ce cholestérol LDL (constituant en grande partie la plaque d'athérome qui bouche l'artère) n'est pas oxydé, c'est-à-dire altéré par les radicaux libres formés dans notre circulation sanguine, il n'y aura pas – ou beaucoup moins – de formation de plaques. Or, c'est le déficit chronique en antioxydants dans notre nutrition[38] qui est à l'origine de l'oxydation du LDL. D'où les fameux résultats de la diète méditerranéenne qui ont bien été évalués par les scientifiques.

Dans un régime classique (européen ou américain), on constate que ces carences sont multiples et variées. Aujourd'hui, on peut d'ailleurs faire évaluer son propre stress oxydatif ou ses déficiences en nutriments antioxydants.[39]

3e acteur, le « terminator »: l'augmentation du rapport oméga 6/oméga 3 qui aura deux conséquences:

- l'inflammation artérielle,
- l'hypercoagulation du sang qui permettra la formation d'un caillot.

• *L'inflammation artérielle*

Sans elle, il n'y aura pas – ou très peu – de risque d'accident cardiovasculaire. C'est à tel point que l'un des marqueurs de l'inflammation artérielle – nommé *CRP (C-Reactive-Protéine)* – est aujourd'hui considéré, s'il est augmenté, comme un élément essentiel de l'appréciation du risque d'accident cardiovasculaire, dit *thromboembolique* (*thrombose* pour caillot de sang, *embolie* pour migration de ce caillot qui bouchera les artères).

C'est très facile à comprendre: si vos artères sont trop longtemps attaquées par des plaques de graisses oxydées, il va falloir les réparer. C'est le travail des éléments du sang, comme les globules blancs ou les plaquettes. Dans un premier temps, c'est efficace, mais à la longue, leur accumulation risque d'aggraver localement l'inflammation – notamment si le rapport oméga 6/oméga 3 est trop élevé – et, surtout, de provoquer la formation d'une thrombose (caillot sanguin) dont le détachement de la paroi et la migration auront les conséquences que l'on connaît.

• *L'hypercoagulation du sang*

On a vu (cf. tableau page 29) que l'excès d'oméga 6 stimule la formation de médiateurs chimiques, les *eicosanoïdes oméga 6*, plutôt pro-agrégants et pro-inflammatoires, aux dépens des *eicosanoïdes oméga 3*, plutôt antiagrégants et anti-inflammatoires. C'est ce que l'on pourrait appeler l'effet anticoagulant des oméga 3, grâce au rapport entre oméga 6 et 3, ou encore *l'effet aspirine like*[10] des oméga 3, car tous les médecins conseillent à leurs patients à risque – surtout à ceux qui ont déjà fait un accident cardiovasculaire – de prendre un anticoagulant de type aspirine ou autre. Par mesure de précaution, si vous rentrez dans cette catégorie *à risque* ou si vous avez déjà eu un accident cardiovasculaire et que vous prenez des oméga 3, vous devriez en informer votre médecin afin qu'il en tienne compte dans la surveillance biologique du traitement anticoagulant.

Si vous n'êtes pas à risque – ce que nous vous souhaitons – les trois choses importantes à faire sont :

- Surveiller votre *bilan lipidique,* cholestérol total (CT), bon cholestérol (HDL), mauvais cholestérol (LDL) et rapport cholestérol total sur bon cholestérol, qui ne devrait en principe jamais être supérieur à 3,5.
- Cesser de fumer, contrôler son stress, manger suffisamment de fruits et légumes colorés pour apporter des antioxydants. En cas de doute sur la qualité et la quantité des fruits et légumes, prendre des suppléments nutritionnels antioxydants. Si besoin est, faire contrôler en laboratoire spécialisé, son *stress oxydatif* et supplémenter en fonction des résultats, avec l'aide d'un médecin.
- Suivre les *mesures diététiques* permettant d'abaisser le rapport oméga 6/oméga 3. Si besoin est, faire contrôler son *profil des acides gras* par un laboratoire spécialisé (cf. adresses en fin d'ouvrage) et supplémenter en oméga 3 selon les résultats.

Nul ne peut vous garantir une sécurité à 100 %, mais personnellement, je n'ai jamais vu quiconque suivre ces recommandations faire une crise cardiaque par surprise. Sachez également que si vous vous assurez que votre taux d'homocystéine[41] et vos apports en vitamines du groupe B (particulièrement B3, B6 et B12) sont suffisants, vous diminuerez votre risque cardiovasculaire.

Enfin, si vous faisiez malgré tout *une crise cardiaque*, le fait d'avoir été supplémenté en oméga 3 vous donnera plus de chances de vous en sortir car ces derniers contribuent à stabiliser le rythme cardiaque : la perte de rythme (fibrillation ou trouble du rythme) est en effet un facteur additif de décès en cas d'accident cardiovasculaire.

Et maintenant vous savez *« pourquoi les Eskimos n'ont pas de cholestérol »*[42] et moins d'accidents cardiovasculaires !

❒ *Équilibre émotionnel, dépression nerveuse, troubles dépressifs divers*

Beaucoup se demandent pourquoi les Asiatiques souffrent moins de maladies inflammatoires chroniques et de dépressions que les Américains ou les Européens. La réponse tombe comme une évidence : vous la trouverez vous-même en consultant le tableau oméga 6/oméga 3 (cf. page 29).

Dans une étude exemplaire, car randomisée et en double aveugle, publiée en 1999, le Dr Andrew Stoll[43], psychopharmacologue et professeur de psychiatrie à Harvard (États-Unis), a démontré que des supplémentations en huile de poisson, de l'ordre de 10 g par jour, étaient en mesure de soulager bon nombre de dépressifs *bipolaires*.[44]

Les résultats furent tellement spectaculaires qu'il interrompit prématurément l'étude et, fait encore plus intéressant, certains patients ne rechutèrent pas et purent soit abandonner tout traitement, soit continuer à se stabiliser avec la seule huile de poisson.

Le Dr Stoll suggère de commencer avec des apports, de 3 à 5 g par jour, du mélange EPA/DHA en capsules. Auteur du best-seller anglais *The Omega 3 Connection*[45] (cf. bibliographie), il a également découvert que l'huile de lin avait des propriétés antidépressives intéressantes

puisque des prises journalières de 2 à 5 cuillères à soupe étaient en mesure de soulager des symptômes dépressifs.
Le psychiatre David Servan-Schreiber, citant d'autres travaux de Stoll et également du médecin anglais Horrobin, suggère que dans certains cas de dépressions, l'EPA serait plus utile que le DHA, et même que ce dernier, en excès, pourrait diminuer l'effet de l'EPA. Pour cette indication précise, il préconise des capsules dosées avec un rapport EPA/DHA de 7/1 (cf. tableau publié sur son site internet : www.guerir.fr, pour trouver ce type de capsules).
Effectivement, chez les malades déprimés, les taux d'EPA sont souvent abaissés. Est-ce qu'on peut vraiment considérer l'EPA comme un traitement (même adjuvant) de la dépression ?
C'est bien ce que semble indiquer une étude récente[46] sur 70 malades atteints d'une dépression confirmée. Celle-ci persistait en dépit d'un traitement standard administré à une posologie suffisante. Les malades ont été répartis en 4 groupes : placebo et EPA aux doses de 1, 2 ou 4 grammes/jour, la durée du traitement étant de 12 semaines. C'est dans le groupe EPA à 1 gramme/jour que l'évolution s'est avérée la plus favorable, ceci quelle que soit l'échelle de dépressions utilisée. L'ensemble de symptômes dépressifs s'améliore significativement à partir d'1 gramme par jour d'EPA et les bénéfices les plus nets concernent – outre la dépression – l'anxiété, le sommeil, la lassitude, la libido et les tendances suicidaires.

• *L'effet protecteur des oméga 3 sur le cerveau : comment ça marche ?*

Le mécanisme moléculaire de protection contre certaines maladies neurologiques (attaques cérébrales, épilepsie, dépression…) par les acides gras poly-insaturés – dont font partie les oméga 3 – vient d'être élucidé par une équipe du CNRS, dirigée par Michel Lazdunski[47], de l'Institut de pharmacologie moléculaire et cellulaire, Sophia-Antipolis, Valbonne (France).

L'équipe de Michel Lazdunski s'attache depuis plusieurs années à comprendre le mécanisme de protection du système nerveux engendré par les acides gras oméga 3. En 2000, elle a démontré sans ambiguïté que des AGPI – comme l'acide linolénique ou l'acide docosahexaénoïque – diminuent les dégâts neuronaux provoqués par une attaque cérébrale (ischémie) ou lors d'une crise d'épilepsie provoquée chez l'animal. Aujourd'hui, en 2004, elle démontre que cet effet passe par un canal cellulaire potassique, la protéine Trek-1, cible connue des AGPI, qui provoque son ouverture.

Le rôle des acides gras poly-insaturés et de leur cible dans l'effet protecteur sur les maladies du système nerveux permet d'envisager de nouveaux traitements, tout en sachant que les attaques cérébrales touchent plus d'un million de personnes chaque année dans l'Union européenne. De plus, elles représentent la deuxième cause mondiale de mortalité après les maladies cardiovasculaires, et une source majeure de handicap.

• *D'autres nutriments naturels pour amplifier les effets des oméga 3*

Si vous voulez prévenir, améliorer ou accompagner les traitements médicamenteux des états dépressifs, n'oubliez pas de faire évaluer un éventuel *déficit en zinc* (zinc globulaire inférieur à 10 mg par litre de plasma) et, si besoin est, de supplémenter :

- en ***zinc*** (20 à 40 mg/jour), en cures courtes (moins de deux mois),
- en ***acétyle L-Carnitine*** (acide aminé non essentiel, de 500 à 1 000 mg/jour),

- en ***vitamines du groupe B*** (au moins un comprimé de complexe B/jour, à 100 mg),
- en ***acide folique ou vitamine B9*** (1 à 5 mg/jour),
- en ***vitamine B6*** (100 mg/jour), en cures courtes (moins de deux mois),
- en ***vitamine B12*** (500 à 1 000 mcg/jour),
- en ***magnésium*** (300 à 500 mg/jour),
- en ***lithium,*** soit sous forme d'*oligo-élément,* soit (en France sur prescription médicale) sous forme d'*orotate de lithium*[48] (50 à 300 mg/jour),
- en ***rubidium*** (200 à 300 mcg/jour).[49]

Deux extraits végétaux sont très utiles en cas de dépression : le ***millepertuis***[50], qui n'est vraiment efficace, ici, qu'en extraits standardisés, à la dose de 300 à 1 000 mg par jour, et le ***Griffonia Simplicifolia,*** une plante africaine bien connue pour réguler notre humeur du fait de son activité sur un neuromédiateur : la *sérotonine.* On la conseille sous forme de gélules ou comprimés d'extraits standardisés, à la dose de 50 à 200 mg, de préférence le soir ; elle apporte à l'organisme, sous forme naturelle, du 5 HTP.[51]

Au même titre que les antidépresseurs classiques, mais plus modestement, ces deux plantes interviennent sur ce que l'on appelle *la recapture de la sérotonine,* ce qui a pour effet d'améliorer les facultés de détente nerveuse et musculaire et la bonne humeur. Leur synergie avec les oméga 3, le lithium, le rubidium et les vitamines B permet de reculer, remplacer ou diminuer très fortement les interventions médicamenteuses dans bon nombre de dépressions légères et moyennes.

Bien entendu, la consultation d'un psychiatre est toujours recommandée, ne serait-ce que pour l'évaluation de la dépression, d'un éventuel risque suicidaire et l'indication d'autres méthodes, comme les thérapies comportementales ou verbales, mais dans tous les cas de dépressions et quels que soient leurs traitements, pensez à essayer d'abaisser le rapport oméga 6/oméga 3 !

❐ *Grossesse, allaitement, développement intellectuel du jeune enfant*

C'est le Dr Michel Odent, du Primal Health Research Center, à Londres, qui est sans nul doute et depuis longtemps, le précurseur dans ce domaine particulier. J'ai eu le plaisir d'assister à plusieurs de ses conférences. C'est un homme d'un grand charisme qui a eu le mérite d'attirer l'attention du public et des médecins sur le fait que le lait de femme devait probablement une grande partie de sa spécificité à sa richesse en oméga 3 et qu'une maladie de fin de grossesse très grave – que l'on appelle *éclampsie* – était en relation avec un déficit chronique en oméga 3 chez la mère.[52]

Les conclusions de Michel Odent ont été confirmées, depuis, par une grande revue internationale.[53] Notons également qu'on doit non seulement surveiller pendant la grossesse les taux de fer (on analyse la *ferritine*, témoin du stock ferrique de l'organisme) et de folates (vitamine B9) qui sont en relation avec un risque accru de malformations, mais également les taux de zinc. « *Les complications liées à une carence concernent à la fois le fœtus (malformation congénitale, retard de croissance, faible poids de naissance) et la mère (hypertension artérielle gravidique, pré-éclampsie, hémorragie, infection, durée du travail prolongée).* »[54]

Ces analyses devraient être faites en début, au milieu et en fin de grossesse. Si la diététique globale de réduction du rapport oméga 6/oméga 3 est bien conduite, vous aurez toutes les chances d'éviter tant les complications de fin de grossesse (pré-éclampsie et éclampsie) que les *dépressions du post-partum* ou encore le *baby blues,* qui semblent en rapport avec un déficit en oméga 3 en fin de grossesse et pendant l'allaitement.[55] Il est fort probable que toutes ces mesures auront également une influence sur le nourrisson, son développement et son système immunitaire.

Une étude récente[56] suggère que l'apport en DHA pendant la grossesse pourrait avoir une influence sur le QI des enfants. Elle montre qu'à 4 ans, les enfants nés de mères supplémentées affichent des scores de QI plus élevés que ceux du groupe contrôle.

Chez l'enfant, une étude[57] a montré l'effet négatif d'une alimentation maternelle pauvre en oméga 3 : des prématurés nés de mères carencées révélaient, quelques années plus tard, des problèmes de vision et des mauvais tests de QI.

❒ De *l'insulinorésistance au diabète et au surpoids*

Quel est le lien entre une tendance à prendre du poids et surtout du ventre, à avoir un peu trop de tension, de triglycérides dans le sang, pas assez de bon cholestérol (HDL) et un risque accru de faire un accident vasculaire et/ou un diabète de type II ?

C'est tout simplement ce que l'on appelle aujourd'hui *insulinorésistance* ou *hyperinsulinisme,* et autrefois *syndrome X.*

En dehors de prédispositions génétiques, cette insulinorésistance, précoce dans les populations au mode de vie trop « occidentalisé » – c'est-à-dire trop sédentaire, avec une alimentation trop riche en sucres raffinés, en mauvaises graisses, appauvrie en bonnes graisses et sucres lents non raffinés –, va générer précocement des diabètes de type II (non insulinodépendants).

On recense dans le monde 194 millions de diabétiques, soit 6 fois plus qu'il y a 15 ans. Avec près de 3 millions de malades, la France n'est pas épargnée par cette épidémie.
Le diabète non insulinodépendant concerne, en France, 1,5 million de personnes, auxquelles il faut en rajouter probablement 300 000 qui s'ignorent.
Quant aux *prédiabétiques* ou *insulinorésistants,* ce sont des sujets qui ont trop de sucre dans l'organisme parce que leurs cellules musculaires l'utilisent mal. Leur pancréas fonctionne encore, tout en s'épuisant lentement. Ils deviendront tôt ou tard diabétiques, à moins de sérieusement changer leur mode de vie. Leur nombre est impossible à évaluer. Ces sujets ont des taux de sucres dans le sang encore inférieurs à ceux des diabétiques, mais légèrement supérieurs à la norme. Ils ont presque toujours un surpoids abdominal et une tendance précoce à l'hypertension artérielle. Si, de plus, ils ont un excès de triglycérides dans le plasma et un (bon) cholestérol HDL trop bas – donc, même avec un cholestérol normal, un rapport cholestérol total/cholestérol HDL trop élevé, ils ont un grand risque d'accident vasculaire cardiaque ou cérébral.

Comment y échapper ? C'est simple : en changeant de mode de vie !

- *D'abord et avant tout* **en bougeant ses muscles, au moins 40 minutes, trois fois par semaine,** *de façon régulière et intensive, en exercice aérobic, en courant, en pédalant ou en ramant, selon ses goûts, son âge, ses capacités. Il faut bien comprendre que cette activité du corps et des muscles est absolument essentielle puisqu'il s'agit bien (au début) d'une mauvaise utilisation musculaire du glucose.*

- ***En modifiant son alimentation, en la faisant tendre vers le plan alimentaire décrit page 57 :***
  En consommant :
  – beaucoup moins de sucreries, de sucres dits rapides, c'est-à-dire à fort index glycémique (pain blanc, glucose, miel, céréales, bananes, jus d'orange, maïs, millet, frites, confitures au sucre, boissons et sodas sucrés…),
  – plus de sucres lents (riz complet, légumineuses, pâtes enrichies en protéines, pommes et poires pas trop mûres, abricots…),
  – plus de fibres d'origine végétale (fruits, légumes…),
  – moins de graisses animales cuites, de graisses « trans » (frites, chips, snacks…) et d'oméga 6.

- *Enfin, la* **supplémentation en oméga 3** *(1 à 1,5 g/jour d'EPA/DHA) équilibrera le rapport oméga 6/oméga 3 et permettra de remettre au travail les cellules musculaires. Elle représente la touche finale, la clé de voûte, au retour vers un bon métabolisme de l'insuline qui se traduira immédiatement par une diminution du poids, une augmentation rapide de la forme physique et psychique et, plus encore, du tour de taille, de la glycémie (taux de sucre) après le repas, du taux d'insuline (insulinémie) à jeun.*

Et la bonne surprise..., c'est que vous risquez de continuer à perdre du poids, surtout du ventre, sans être affamé, fatigué, agressif ou déprimé. Même en mangeant des (bonnes) graisses, vous ne grossirez pas parce que vous ne mangez plus – ou moins – de (mauvaises) graisses. Bien entendu, si vous avez de nombreux kilos à perdre, il vous faudra également contrôler vos rations caloriques.

Mais n'oubliez pas : sans l'exercice soutenu, au moins quarante minutes un jour sur deux (se ménager toujours une journée de repos), en atteignant pendant trente minutes une fréquence cardiaque au moins égale à 70 % de votre fréquence maximale[58], ce n'est même pas la peine de commencer !

REMERCIEMENTS

Je tiens à remercier ici tout particulièrement :

Mon éditeur, Jacques Maire, qui a insisté pour que j'écrive cet ouvrage.
David Servan-Schreiber, qui m'a fait l'amitié de quelques remarques essentielles et constructives.
Mon épouse, Francine Rueff, et mon assistante, Dominique Courtin, qui ont bien voulu relire et corriger le manuscrit.

ADRESSES UTILES

Où trouver les principaux suppléments nutritionnels mentionnés dans ce livre quand vous ne les trouvez pas dans une pharmacie ou un magasin de diététique près de chez vous ?

Rappelons que la plupart des oméga 3 sont disponibles en pharmacies et magasins de diététique, mais si vous habitez au cœur du Larzac ou dans le désert des Tartares…, si vous êtes un « aficionado de l'internet » ou si, tout simplement, vous ne voulez pas vous déplacer, vous pouvez commander « en ligne » sur les sites internet suivants (liste non exhaustive) :

BIOGASSENDI
http://biogassendi.ifrance.com/

ISODIS NATURA
http://www.isodisnatura.com/

LABOSANTE
http://www.labosante.com/

MINAMI NUTRITON
http://www.minami-nutrition.com/intro_fr.html

NUTRITIONCONSEIL INTERNATIONAL (NCI)
http://www.nutritionconcept.com/

PARAFORME PLUS
http://www.paraformeplus.com/

SMART CITY
http://www.supersmart.com

Revues et informations écrites

Belle-Santé
BP 8
F-77520 Donnemarie-Dontilly
Tél. : + 33 (0)1 64 01 37 08

Cahiers de nutrition et de diététique (Éditions Masson)
BP 22
F-41354 Vineuil Cedex

Énergie Santé (Éditions Sully)
7 rue du Premier Bataillon
F-56000 Vannes
Tél. : + 33 (0)2 97 40 41 85 – Fax : + 33 (0)2 97 40 41 88

Nutra News
BP 30512
F-57109 Thionville Cedex

Votre Diététique (distribuée gratuitement en magasins),
30 rue A. Perdiguier
F-42100 Saint-Étienne
Tél. : + 33 (0)4 77 81 39 39

Laboratoires d'analyses biologiques spécialisés

qui réalisent des *profils d'acides gras* et d'autres analyses utiles, comme les *mesures de stress oxydatif* (les consulter). Tous les laboratoires d'analyse français ou européens peuvent leur transmettre leurs prélèvements (liste non exhaustive) :

Laboratoire Ellipsys
11 rue Seutin
B-1400 Nivelles
Tél. : + 32 (0)67 89 54 32 – Fax : +32 (0)67 89 54 54

Laboratoire MGD SA
45a, route des Acacias
CP 1009
CH-1211 Genève 26
Tél. : + 41 (0)22 309 15 20 – Fax : + 41 (0)22 343 30 44

Laboratoire Philippe Auguste
119 avenue Philippe Auguste
F-75011 Paris
Tél. : + 33 (0)1 43 67 57 00 – Fax : + 33 (0)1 43 79 00 27

Laboratoire Probiox SA
Université de Liège – CHU – Tour de pathologie, 2e étage
Sart Tilman
B-4000 Liège
Tél. : + 32 (0)43 66 24 31 Fax : + 32 (0)43 66 45 72

Laboratoire Risse-Verseau
18 rue Théodule Ribot
F-75017 Paris
Tél. : + 33 (0)1 47 63 08 77 – Fax : + 33 (0)1 46 22 23 09

Laboratoire Zamaria
49 avenue de Versailles
F-75016 Paris
Tél. : + 33 (0)1 46 47 71 33 – Fax : + 33 (0)1 46 47 88 44

BIBLIOGRAPHIE

Bourre Jean-Marie (Pr), Éditions Odile Jacob, Paris
• *La diététique du cerveau, de l'intelligence et du plaisir,* 1990
• *Les bonnes graisses,* 1991
• *La diététique de la performance : intelligence, mémoire, sexualité,* 1995

Burckel André, *Les bienfaits du régime crétois,* Éditions J'ai Lu, Paris, 2004

Carper Jean, *Les aliments miracles pour votre cerveau,* Éditions de l'Homme, Québec, 2001

Curtay Jean-Paul, Souccar Thierry, *Le programme de longue vie,* Seuil, Paris, 1999

Dufour Anne, Festy Danièle, *100 ans de jeunesse grâce aux compléments alimentaires,* Presses du Châtelet, Paris, 2001

Festy Danièle, *Antioxydants, guide pratique,* Leduc S. Éditions, Paris, 2003

Festy Danièle, Dufour Anne, *La révolution des oméga 3,* Leduc S. Éditions, Paris, 2004

Holford Patrick, *La bible de la nutrition optimale,* Éditions Marabout, 2001

Joyeux Henri (Pr), Saint-Aubert B. (Dr), *Changer d'alimentation, comment prévenir les cancers,* Éditions François-Xavier de Guibert, Paris, 2002

Kousmine Catherine (Dr), *Sauvez votre corps,* Éditions J'ai Lu, Paris, 2003
Odent Michel, *Bien naître,* Éditions du Seuil, Paris, 1999
Seignalet Jean (Dr), *L'alimentation ou la troisième médecine,* François-Xavier de Guibert, Paris, 5e édition 2004
Servan-Schreiber David, *Guérir,* Robert Laffont, Paris, 2003
Simopoulos Artémis, Robinson Jo, Lorgeril Michel de, Salen Patricia, *Le régime oméga 3,* EDP Sciences, Les Ulis, 2004
Stoll Andrew L., *The Omega 3 Connection,* Simon & Schuster UK Ltd, 2002

NOTES

[1] Nous allons voir toutes ces définitions dans les paragraphes suivants.

[2] Directeur des Éditions Jouvence.

[3] Et c'est bien le contraire qu'essaient de nous dire certains ouvrages ou messages publicitaires !

[4] *Impact Médecine*, n° 79, 14 mai 2004.

[5] Comme nous le verrons plus loin, il est capital de savoir autant ce qu'une huile contient que ce qu'elle ne contient pas. Ainsi, si les huiles de lin et de colza contiennent à peu près les mêmes quantités d'oméga 3 que les huiles de noix ou de soja, elles contiennent beaucoup moins d'oméga 6.

[6] L'huile de cameline est une des plus anciennes huiles alimentaires. Elle est connue dans le nord de l'Europe depuis plus de 2000 ans. Autrefois, le "tordoir" était une presse pour extraire l'huile des graines de lin, d'œillette (pavot), de navette, de camomille, de cameline et de chènevis (chanvre).
(source : www.codina.net/huile_cameline.shtml)

[7] Ce sont des « désaturases », enzymes qui nécessitent la présence en quantités suffisantes de zinc, de manganèse…, ce qui donne une idée du caractère à la fois précis et global d'une bonne supplémentation nutritionnelle.

[8] On utilise le terme « raisonnable » puisqu'*« en l'absence de limite de sécurité clairement définissable, une option est de déterminer un apport*

maximal raisonnable compte tenu de l'intérêt nutritionnel ». Cette phrase est extraite du rapport du groupe de travail, chargé par le Comité d'experts spécialisé *Nutrition humaine* de l'AFSSA (Agence française de sécurité sanitaire des aliments) d'évaluer l'intérêt nutritionnel et le fondement scientifique des allégations formulées en lien avec l'enrichissement des aliments en acides gras de la famille oméga 3.

[9] Ce qui a conduit à créer de toutes pièces ce que l'on appelle des *acides gras « trans »*, c'est-à-dire des acides gras dont les liaisons chimiques ont été « réarrangées ». Ces acides gras prennent la place des acides gras physiologiques et augmentent, comme les acides gras saturés, les risques inflammatoires et cardiovasculaires, entre autres. Dans ses différents ouvrages, le Dr Catherine Kousmine avait déjà attiré l'attention sur ce point.

[10] Avec le Dr Serge Renaud, le cardiologue Michel de Lorgeril (CNRS, Grenoble) est l'auteur de la célèbre *Étude de Lyon* au cours de laquelle un régime alimentaire de type méditerranéen, riche en acides gras de la famille oméga 3 (colza), a permis de réduire très sensiblement la mortalité d'un groupe de patients coronariens.

[11] Lire *Les bienfaits du régime crétois,* d'André Burckel (cf. bibliographie).

[12] Lire *Le régime paléolithique,* du même auteur (cf. ouvrages du même auteur).

[13] C'est un triterpénoïde (30 atomes de carbone), intermédiaire sur la voie de la synthèse du cholestérol. On le trouve dans certaines huiles végétales, des huiles de poisson ainsi que dans le poulet et le porc, mais c'est dans le foie des requins de grande profondeur qu'il est le plus abondant.

[14] Pour en savoir plus, lire *Supplémentations nutritionnelles et affections neuropsychologiques* (cf. ouvrages du même auteur).

[15] L'AFSSA a publié un avis, le 21 novembre 2002, conseillant aux femmes enceintes de diversifier leur consommation afin de protéger leur bébé d'une exposition au mercure.

[16] Cahu C., Salen P., Lorgeril M. de, "Farmed fish and wild fish for the prevention of cardiovascular disease: assessing possible differences in lipid nutritional value", *Nutr Metab Cardiovascular Dis* 14 : 34-41 (2004).

[17] Sa teneur très modérée en nutriments énergétiques (glucides, protides, lipides) le rend peu énergétique (moins de 20 kcal/100 g). Il

renferme une bonne quantité de minéraux, en particulier : potassium (450 mg), magnésium (106 mg), calcium (79 mg) et fer (2,7 mg). Sa teneur en vitamine C est très importante (22 mg) et il fournit également des quantités intéressantes de provitamine A (0,9 mg) : toutes deux sont d'excellents antioxydants. L'autre intérêt majeur du pourpier, c'est sa grande richesse en oméga 3 (source : www.parisbeaute.fr).

[18] D. Feskanich, "Milk dietary calcium and bone fractures in women : a 12 years prospective study", *Am J Publ Health,* 1997 ; 87 : 992-997.

[19] Les acides gras « trans » sont des acides gras poly-insaturés formés artificiellement lors d'un processus industriel appelé hydrogénation. Ils ont le même effet sur le cholestérol sanguin que le gras saturé et peuvent augmenter la concentration du cholestérol dans le sang. Les acides gras « trans » se retrouvent donc dans la plupart des produits "*trans*formés", comme :
- les margarines partiellement ou entièrement hydrogénées ;
- les biscuits et desserts commerciaux ;
- les produits de boulangerie du supermarché ;
- les pommes de terre et les frites surgelées.

[20] Et non trois laitages par jour, comme on le recommande encore trop souvent !

[21] Ce sont les harengs, les anchois et les anguilles de mer qui ont le plus haut rapport EPA/DHA, mais il n'excède pas en général 2,5.

[22] Lire à ce propos *Vitamine C* (cf. ouvrages du même auteur).

[23] Évitez absolument les capsules qui apportent également de l'huile de tournesol.

[24] Voir sur www.nutritionconcept.com/

[25] Voir sur www.omnicuiseur.com/ et www.nutritionconcept.com/

[26] Ce type de capsules est préconisé pour l'ensemble des supplémentations, à l'exception de la dépression nerveuse et de l'équilibre émotionnel.

[27] Lire, du Dr Jean Seignalet, *L'alimentation ou la troisième médecine* (cf. bibliographie).

[28] Ce test, unique en son genre, permet de détecter une éventuelle intolérance à 277 aliments. *Imupro 300®* est un test immunologique qui dose individuellement les IgG présentes lors d'une intolérance alimentaire. Ce procédé analytique, appelé *Enzyme-Linked-Immuno Sorbent Assay* (ELISA), permet un dosage de la

concentration d'IgG pour l'aliment testé. Pour plus de renseignements, voir www.immuno-nutrition.com/

[29] Flavonoïde : antioxydant très important, présent dans les fruits et légumes, leur donnant leur coloration jaune et rouge.

[30] Pour en savoir plus sur la supplémentation nutritionnelle des allergies, reportez-vous à *Supplémentations nutritionnelles et botaniques dans le cadre des allergies, des infections et candidoses du système digestif* (cf. ouvrages du même auteur).

[31] Kalmijn S. et coll., "Polyinsatured fatty acids antioxydants and cognitive function in very old men", *Am J Epidemiol* 145 : 33-41.

[32] Sheril Daniel *et al.,* "Through metal binding, curcumin protects against lead- and cadmium-induced lipid peroxidation in rat brain homogenates and against lead-induced tissue damage in rat brain", *Journal of Inorganic Biochemistry,* Volume 98, Issue 2, February 2004, pages 266-275.

[33] Lire le chapitre sur la maladie d'Alzheimer dans la nouvelle édition de *La bible des vitamines,* Albin Michel, 2004, et *Optimisez votre santé et votre vieillissement par la supplémentation nutritionnelle et botanique* (cf. ouvrages du même auteur).

[34] Lorgeril M. de, Salen P., Martin J.-L., Monjaud I., Boucher P., Namielle N., "Mediterranean dietary pattern in a randomized trial : prolonged survival and possible reduced cancer rate", *Arch Int Med* 158 : 1181-1187, 1998.

[35] Vartak S., Robins M.E.C., Spector A.A., "Polyinsatured fatty acids increase the sensitivity of 36B 10 rat astrocytome cells to radiation induced cell kill", *Lipids* 32 : 283-292 (1997).

[36] S'oppose à la formation d'une plaque d'athérome et d'un caillot qui va boucher les artères.

[37] Trichopoulo A., Costacou T., Bamia C., Trichopoulos D., "Adherence to a Mediterranean diet and survival in a Greek population", *New England Journal of Medicine ;* 348 : 2599-2608 (2003).

[38] Lire à ce propos, du même auteur, *Les antioxydants en supplémentation nutritionnelle* (cf. ouvrages du même auteur), et Danièle Festy, *Antioxydants, guide pratique* (cf. bibliographie).

[39] Malheureusement, ces analyses ne sont pas prises en charge par les assurances maladies et ils ont un certain prix (cf. adresses utiles).

[40] Mais sans en avoir les risques !

[41] L'homocystéine est un acide aminé à l'origine d'un autre acide aminé : la méthionine. Son rôle comme facteur de risque vasculaire

a été suggéré par plusieurs études, dont les résultats sont encore controversés, d'où l'importance de nouvelles recherches. Globalement, le risque d'une maladie cardiovasculaire est plus que doublé chez ceux dont l'homocystéinémie est la plus élevée. Ce risque, indépendant des autres facteurs de risques vasculaires, les potentialise. Les personnes qui consomment des vitamines B6 et B12 ainsi que de l'acide folique (vitamine B9) semblent avoir un risque réduit de maladie cardiovasculaire, probablement du fait d'une homocystéinémie basse. Cet effet mériterait d'être confirmé par des essais randomisés contrôlés.

[42] Titre d'un best-seller d'Annie Hubert dont je vous recommande la lecture car il est plein de recettes aux oméga 3.

[43] Stoll A.L., Severus W.E. *et al.,* "Omega 3 fatty acids in bipolar disorder: a preliminary double-blind, placebo controlled trial", *Archives of General Psychiatry* 56: 407-412 (1999).

[44] Dépression bipolaire que l'on appelait autrefois "maniaco-dépression", c'est-à-dire alternant des épisodes d'hyperactivité et de dépression.

[45] Simon and Schuster UK Ltd.

[46] Peet M. *et al.,* "A dose-ranging study of the effects of ethyl-eicosapentaenoate in patients with ongoing depression despite apparently adequate treatment with standard drugs", *Arch Gen Psych* 2002; 59: 913-919
(résumé sur: www.maxlongevity.com/read.php?var=45)

[47] Heurteaux C., Guy N., Laigle C., Blomndeau N., Duprat F., Mazzuca M., Lang-Lazdunski L., Widmann C., Zanzouri M., Romey G., Lazdunski M., "Trek-1, a K+ channel involved in neuroprotection and general anesthesia", *The EMBO Journal,* en ligne le 3 juin 2004.

[48] En principe sous surveillance médicale, mais au-dessous d'un apport de 150 mg/jour, il n'y a pas de risque de surdosage.

[49] Disponibles sur le site www.nutritionconcept.com.

[50] Linde K., Ramirez G., Mulrow C.D. *et al.,* "St. John's wort for depression: an overview and meta-analysis of randomized clinical trials", *BMJ* 1996; 313: 253-8; Whiskey E., Werneke U., Taylor D., "A systematic review and meta-analysis of Hypericum perforatum in depression: a comprehensive clinical review", *Int Clin Psychopharmacol* 2001 Sep; 16(5):239-52.

[51] Le 5-HTP est un acide aminé produit par notre organisme à partir d'un autre acide aminé, le tryptophane, présent dans les aliments protéinés (viande, volaille, poisson, produits laitiers, légumineuses et noix). Le 5-HTP se transforme par la suite en sérotonine, un neurotransmetteur qui remplit un rôle essentiel dans la régulation de l'humeur, de l'appétit et du sommeil.

[52] Odent Michel, "Prenatal care and sea fish", *European Journal of Obstetric and Gynecology and Reproductive Biology* 1996; 68:49-51.

[53] Olsen S., "Low consumption of seafood in early pregnancy as a risk factor for preterm delivery: prospective cohort study", British Medical Journal 2002; 324: 447.

[54] Dr Fricker Jacques, Hôpital Bichat, Paris, Centre de Recherche et d'Information nutritionnelle : www.cerin.org/recherche/articles/SYN1998CD48_nutrition.asp.

[55] Holman R.T., Johnson S.B., Ogburn P.L., "Deficiency of essential fatty acids and membrane fluidity during pregnancy and lactation", *Proc Natl Acad Sci* USA 88: 4835-4839 (1991).

[56] Helland I.B., *Pediatrics* 2003 Jan; 111(1):e39-44.

[57] Innis S.M. *et al.,* N-3 docosahexaeonic acid is related to measures of visual and neural development in brest-fed infants ?, *Am J Clin Nutr* 2002; 75: 406.

[58] Pour calculer la fréquence maximale, on applique la formule toute simple: 220 – son âge. Peu importe le type d'exercice (course, vélo d'appartement, rameur, steppeur, tapis de course…), il faut soutenir 70 % de cette fréquence maximale pendant les deux tiers de la durée totale de l'exercice.

Du même auteur dans la collection « Pratiques »

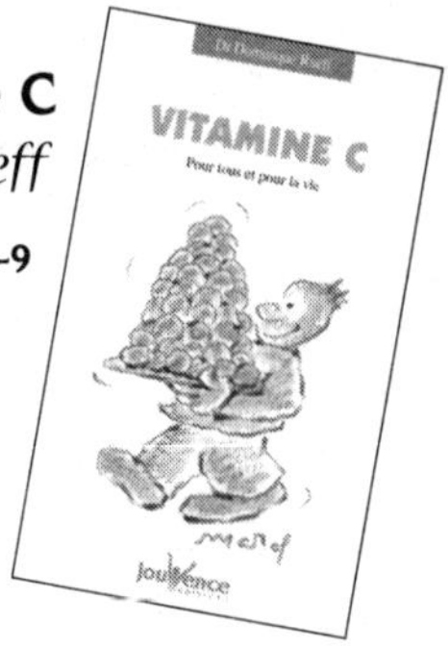

Vitamine C
Dr Dominique Rueff

Réf. 54 • ISBN 2-88353-224-9

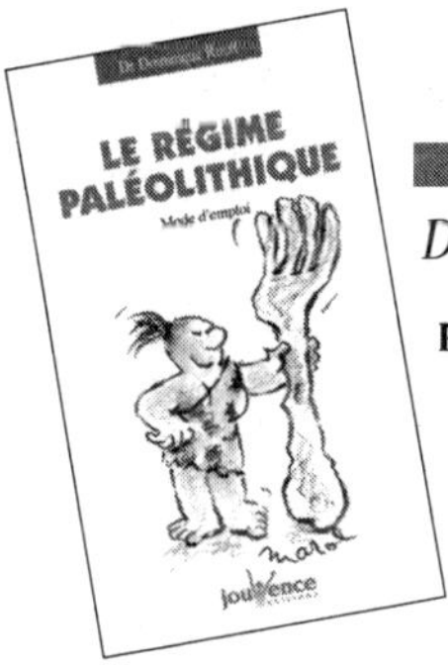

Le régime paléolithique
Dr Dominique Rueff

Réf. 49 • ISBN 2-88353-201-X

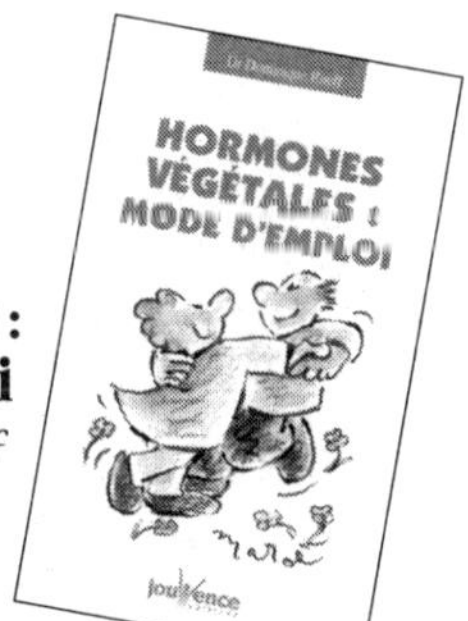

Hormones végétales : mode d'emploi
Dr Dominique Rueff

Réf. 48 • ISBN 2-88353-200-1

Des ouvrages clairs, des auteurs qualifiés, un prix imbattable… et déjà plus de cent titres disponibles !

Chaque volume : 96 pages, 4,90 € / 9 CHF

Achevé d'imprimer sur rotative par l'Imprimerie Darantiere à Dijon-Quetigny en novembre 2004
Dépôt légal : novembre 2004 – N°d'impression : 24-1368

Imprimé en France